W026Z023

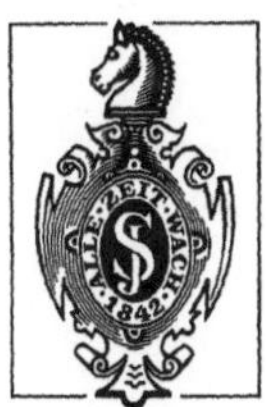

H.-G. Zimmermann

Chirurgische Laparoskopie

Mit 18 farbigen Abbildungen

Springer-Verlag
Berlin Heidelberg New York 1982

Dr. Horst-Gerd Zimmermann

Chefarzt der Chirurgischen Klinik Celler Straße
Städtisches Klinikum, 3300 Braunschweig

ISBN-13:978-3-540-11026-2   e-ISBN-13:978-3-642-68258-2
DOI:10.1007/978-3-642-68258-2

CIP-Kurztitelaufnahme der Deutschen Bibliothek. Zimmermann, Horst-Gerd:
Chirurgische Laparoskopie/H.-G. Zimmermann. – Berlin; Heidelberg; New
York: Springer, 1982.
ISBN-13:978-3-540-11026-2

Das Werk ist urheberrechtlich geschützt. Die dadurch begründeten Rechte, insbesondere die der Übersetzung, des Nachdrucks, der Entnahme von Abbildungen,
der Funksendung, der Wiedergabe auf photomechanischem oder ähnlichem Wege
und der Speicherung in Datenverarbeitungsanlagen bleiben, auch bei nur auszugs-
weiser Verwertung, vorbehalten. Die Vergütungsansprüche des § 54, Abs. 2 UrhG
werden durch die ‚Verwertungsgesellschaft Wort‘, München, wahrgenommen.

© Springer-Verlag Berlin Heidelberg 1982

Die Wiedergabe von Gebrauchsnamen, Handelsnamen, Warenbezeichnungen
usw. in diesem Werk berechtigt auch ohne besondere Kennzeichnung nicht zu der
Annahme, daß solche Namen im Sinne der Warenzeichen- und Markenschutz-Ge-
setzgebung als frei zu betrachten wären und daher von jedermann benutzt werden
dürften.

2124/3140-543210

*Gewidmet meinen Lieben
Lisa, Marc und Franc*

Geleitwort

Wir bemühen uns in meiner Abteilung seit mehr als 20 Jahren, die chirurgische Laparoskopie, d. h. die Laparoskopie unter Beachtung speziell chirurgischer Fragestellungen, in unseren Kliniken und Abteilungen „hoffähig" zu machen. Erst in den letzten Jahren wurde ihre Einbeziehung in die chirurgische Diagnostik der Abdominalerkrankungen bzw. Krankheitsprozesse der Bauchorgane erreicht. Und dies, obgleich ein Chirurg, nämlich Kelling, bereits 1901 die erste Spiegelung der Bauchhöhle durchgeführt hat („Kölioskopie beim Hund").

In meiner Abteilung konnten wir dieses Verfahren über die für die medizinischen Abteilungen unseres Krankenhauses zur Diagnose von Lebererkrankungen durchgeführten Laparoskopien hinaus zur „Laparoskopischen Exploration der Bauchhöhle" (H. Lindner und H. Henning) bei unklaren abdominalen Beschwerde- und Krankheitsbildern erweitern. Die Probelaparotomien wurden bei uns immer seltener, an ihre Stelle trat die unter günstigen Voraussetzungen auch ambulant durchführbare, daher kostensparende und praktisch risikoarme bis -freie „chirurgische Laparoskopie". Ausnahmeindikation für die Probelaparotomie bleibt voraussichtlich u. a. das Staging bei Morbus Hodgkin.

Die eindrucksvollen Fortschritte, die neue Untersuchungsverfahren wie Sonographie, Computertomographie, Nuklearmedizin etc. für die Differentialdiagnose der meisten Abdominalerkrankungen gebracht haben, schränken zweifellos in Zukunft die Indikation zur chirurgischen Laparoskopie ein. Dennoch können alle diese Verfahren die histologische Untersuchung von Gewebe, das nur durch Biopsie und Probepunktion gewonnen werden kann, nicht ersetzen. Das ist nur *eine* der Indikationen, die eine Weiterentwicklung der „chirurgischen Laparoskopie" für die Differentialdiagnose und auch für einige therapeutische Bereiche (bioptische Blutstillung, Durchtrennung von Adhäsionen etc.) unerläßlich machen.

Zum gegenwärtigen Zeitpunkt ist eine Bestandsaufnahme des bislang Erreichten längst überfällig. Das Buch meines

langjährigen Mitarbeiters H.-G. Zimmermann mag darüber
hinaus Impulse dazu vermitteln, dieses bewährte und doch
noch so wenig praktizierte Untersuchungsverfahren nicht
nur für klinische Zwecke, sondern es wegen der damit möglichen Gewinnung von lebensfrischen Gewebeproben auch
für die wissenschaftliche Chirurgie und die Forschung in ihren Grundlagendisziplinen zu nutzen.

O. Lindenschmidt, Hamburg

Vorwort

Dieses Buch behandelt die Laparoskopie auf chirurgischem Fachgebiet mit ihren Aufgabenstellungen in der Onkologie, in der Allgemein-Chirurgie und in der Traumatologie.
Der technische Teil ist kurz gefaßt und die Zahl der Abbildungen wurde gering gehalten, da beides in Lehrbüchern der internistischen und gynäkologischen Laparoskopie breiten Raum einnimmt.
Obwohl auf internistischem und gynäkologischem Fachgebiet inzwischen anerkannte Routine-Methode, hat die Laparoskopie auf chirurgischem Gebiet noch nicht den ihr gebührenden Platz gefunden. Das Ziel des Buches ist es, dem Chirurgen die Indikationsgebiete und die Grenzen dieser Methode aufzuzeigen.
Zu danken habe ich meinem verehrten Lehrer in der Chirurgie, Herrn Professor Dr. med. Theodor-Otto Lindenschmidt, Hamburg, für seine Anregung zu diesem Buch und für sein persönliches Engagement bei der Durchsicht des Manuskriptes. Dank gebührt auch den Ärzten Herrn Dr. G. Gericke, Reinbek, und Herrn Dr. Ch. Rosenau, Hamburg für ihre Mithilfe bei der Anfertigung und Auswahl der Abbildungen. Den Mitarbeitern des Springer-Verlages danke ich für die gute Zusammenarbeit bei der Entstehung des Buches.

H.-G. Zimmermann

Inhaltsverzeichnis

1 Allgemeiner Teil

1.1 Einleitung

Nachdem vor nahezu 80 Jahren Kelling [64] in Hamburg vor der Deutschen Gesellschaft für Naturforscher und Ärzte über tierexperimentelle Untersuchungen mit der von ihm *Kölioskopie* genannten Methode berichtete, ist die *Laparoskopie* inzwischen zwar eine anerkannte Methode auf internistischem Fachgebiet, hat jedoch noch immer nicht den ihr gebührenden Platz in der Chirurgie gefunden.

Die Laparoskopie hat sich mit der Exploration der *gesamten* Bauchhöhle ein so weites diagnostisches Feld erschlossen, daß in Zukunft mit einer Verbreitung dieser Methode auch auf chirurgischem Fachgebiet zu rechnen ist.

Das Anliegen dieses Buchs ist, dem Chirurgen die Kenntnisse über die Technik der Laparoskopie zu vermitteln und ihm die Indikationsgebiete und die Grenzen dieser Methode aufzuzeigen.

1.2 Nomenklatur

Die Nomenklatur der Bauchhöhlenspiegelung ist uneinheitlich. Begriffe wie Laparoskopie, Kölioskopie, Peritoneoskopie, Abdominoskopie und Endoskopie der Bauchhöhle werden nebeneinander gebraucht.

Am gebräuchlichsten sind die Bezeichnungen Laparoskopie, Kölioskopie und Peritoneoskopie.

Die Bauchhöhlenspiegelung kann auf zwei Wegen erfolgen: durch die vordere Bauchwand oder durch das hintere Scheidengewölbe.

Das erstgenannte Verfahren, die eigentliche Laparoskopie, wird gleichermaßen von Internisten, Gynäkologen und Chirurgen geübt; das zweite, die Kuldoskopie oder Douglasskopie, wird nicht selten von Gynäkologen angewendet.

1.3 Geschichte der Laparoskopie

Zu Beginn des 19. Jahrhunderts bemühten sich Naturforscher und Ärzte darum, den menschlichen Körper nicht nur von außen zu untersuchen, sondern auch das Innere der Bauchhöhle des lebenden Menschen zu inspizieren.

Die Ursprünge der Laparoskopie wie auch aller anderen endoskopischen Verfahren gehen auf die Entwicklung der Zystoskopie zurück, da die Harnblase das am ehesten einzusehende Hohlorgan darstellte.

Nach anfänglicher Benutzung offener Rohre, über die Tages- oder Kunstlicht eingespiegelt wurde, führte 1880 Nitze [117, 118] die Vorläufer der heutigen Optiken ein, indem er die von Edison [24, 25, 26] 1879 erfundene Glühlampe mit dem Zystoskop kombinierte. Nach weiteren technischen Verbesserungen konnte v. Ott aus Sankt Petersburg [124] 1901 erstmals über die „laparoskopische Betrachtung der Bauchhöhle" (von ihm Ventroskopie genannt) berichten: über ein Spekulum spiegelte er von einem kleinen Laparotomieschnitt aus Licht in die Bauchhöhle. Es handelte sich dabei nicht eigentlich um eine Laparoskopie, sondern eher um eine Minilaparotomie.

Auf der 73. Versammlung deutscher Naturforscher und Ärzte in Hamburg am 23. September 1901 beschrieb Kelling [64, 65] ein Verfahren, nach Luftfüllung der Leibeshöhle über einen Fiedler-Trokar [30] ein Nitze-Zystoskop [117, 118] über einen zweiten Fiedler-Trokar an anderer Stelle einzuführen, um die Organe der Leibeshöhle zu betrachten.

Diese Untersuchung nahm Kelling [64, 65] an einem Hund vor und wies in seinem Vortrag darauf hin, daß die Methode „in kurzer Zeit so weit ausgebildet sein wird, daß sie sogar beim Menschen angewendet werden kann". Auch versprach er eine ausführliche Publikation darüber, zu der es jedoch nie kam.

So gebührt Jacobaeus [57] aus Stockholm das Verdienst, die Betrachtung der Bauchhöhle mit dem Nitze-Zystoskop *am Menschen* ermöglicht und ausgearbeitet zu haben. In seiner ersten Mitteilung von 1910 berichtete er über die Anwendung dieser Methode bei 17 Patienten mit Aszites: „Nach Einstich des Trokars entleert man die Flüssigkeit in gewohnter Weise, was unter solchen Verhältnissen weder Schwierigkeiten oder Unbehagen bereitet, und man erhält auch reichlich Platz, um die nahegelegenen Teile der Bauchhöhle übersehen zu können." Außerdem referierte er zahlreiche Versuche mit diesem Verfahren an Tieren und Leichen und gab zwei geglückte Bauchhöhlenbetrachtungen bei Menschen *ohne* Vorliegen eines Aszites an.

Ausführlich diskutierte er bereits die Möglichkeit, durch diese Methode die Probelaparotomie zu ersetzen. Gleichzeitig führte er die Bezeichnung *Laparoskopie* erstmalig in die medizinische Terminologie ein.

Einige Wochen später nahm Kelling [66] in derselben Zeitschrift zu Jacobaeus Artikel Stellung: „Ich freue mich sehr, daß Herr Jacobaeus die Frage der Besichtigung der serösen Höhlen wieder aufgenommen hat mit so gutem Erfolge. Begreiflicherweise möchte ich aber nicht die mir zukommende Priorität beeinträchtigt wissen."

Jacobaeus zeigte dann in weiteren Arbeiten [58] die Grundlagen auf, auf denen heute die Technik der Laparoskopie basiert und ist damit als *Wegbereiter der Laparoskopie* anzusprechen.

Im Geleitwort zu Jacobaeus Monographie *Über Laparo- und Thorakoskopie* [58] schrieb im Jahre 1912 Brauer, Ordinarius für Innere Medizin des Universitätskrankenhauses Eppendorf in Hamburg: „Kollege Jacobaeus hat im Januar dieses Jahres während eines längeren Aufenthaltes im Eppendorfer Krankenhause uns seine Methode der Thorakoskopie und Laparoskopie an zahlreichen Fällen vorgeführt und uns mit ihrer Technik eingehend vertraut gemacht. Seit dieser Zeit ist auf meiner Abteilung ... die Methode an einem großen Material durchgeführt worden, und sie hat sich uns als ein in vielen Fällen diagnostisch wertvolles Verfahren erwiesen ... Die Technik der Untersuchung ist nicht allzuschwer zu erlernen. Daß peinlichst sauberes Arbeiten selbstverständliche Voraussetzung ist, braucht nicht hervorgehoben zu werden, ebensowenig, daß erst im Laufe der Zeit ... die notwendige Übung und Erfahrung im Sehen und in der Deutung des Gesehenen erworben werden kann."

Zwar erschienen nun Beiträge zur „Laparoskopie nach Jacobaeus" in Deutschland (Schmidt [144]), in Österreich (Tedesco [163]), in Frankreich (Renon [137]), in Italien (Roccavilla [139]), in Rußland (Stolkind [158]), in den skandinavischen Ländern (Bernheim [7] und Nordentoft [121]), in Nord- (Steiner [155]) und in Süd-Amerika (Meirelles [108]), doch konnte sich die Methode vorerst nicht durchsetzen. Sicherlich ist dies technischen Mängeln zuzuschreiben. Erst nachdem Nordentoft [121] das Trokarendoskop entwickelt, Korbsch [72, 73, 74] die erste „moderne" Nadel für die Anlage des Pneumoperitoneums angegeben, Goetze [42, 43] durch die Erfindung seines Insufflationsapparates die Technik des Pneumoperitoneums verbesserte und sowohl Unverricht [170, 171] als auch Kalk [61] durch jeweils längere, enge Zusammenarbeit mit den· Zystoskopfirmen Wolf und Heynemann Blickwinkel und Durchmesser der Laparoskope modifiziert hatten, konnte Korbsch [75] 1927 den ersten Atlas der Laparoskopie herausgeben. Kalk [61, 62] verdanken wir eine sorgfältige Sichtung seines Materials, das bereits 1929 250 Laparoskopien umfaßte. Ebenfalls sind Kalk die Standardisierung dieser Methode und ihre Verbreitung in der *inneren Medizin* zu verdanken, was ihm den Ehrentitel „*Vater der internistischen Laparoskopie*" eintrug.

Daß gerade der Chirurg die Laparoskopie für bedeutungslos hielt, erklärt sich aus seiner Auffassung, mittels Probelaparotomie das ungeklärte Krankheitsbild einfacher, schneller und sicherer erfassen zu können, eine Meinung, die *irrtümlicherweise* auch heute noch vielfach von Chirurgen vertreten wird.

Die *Bedeutung der Laparoskopie für die Chirurgie* zeigte erstmalig Stolze [159, 160] 1933 in großem Umfang auf. In seiner Arbeit *Die Laparoskopie*

in der Chirurgischen Diagnostik hebt er zwar hervor, „daß sich die Beurteilung von Leberkrankheiten als besonderes Indikationsgebiet für die Laparoskopie herauskristallisiert hat, Gebiete, die besonders interessant und wichtig für die Internisten sind", zeigt jedoch genaue *chirurgische Indikationsgebiete der Laparoskopie* auf, die heute noch Geltung haben (Nachweis oder Ausschluß von Briden bei Verwachsungsbeschwerden, von Metastasen zur Beurteilung der Operabilität von Tumoren etc.). Er schließt seinen Beitrag mit dem Wunsch „Überall da, wo wir bisher zur Klärung des Leidens die Probelaparotomie vornahmen, möchte ich den Versuch empfehlen, eine Laparoskopie auszuführen ..." und der Überzeugung, „daß sie dem Chirurgen eine wertvolle Hilfe in zahllosen Krankheitsfällen geworden ist."
Dennoch geriet die *chirurgische Laparoskopie* für drei Jahrzente in Vergessenheit.
Eine praktische Bedeutung hat die Laparoskopie in der Chirurgie erst in den 60er Jahren gewonnen, wie die Publikationen von Lindenschmidt und v. Ungern-Sternberg [85], Zittel und Beck [187] und Frangenheim [34] zeigen.
Lindenschmidt und v. Ungern-Sternberg berichteten 1963 über Erfahrungen bei 555 Laparoskopien und stellten die noch heute gültigen Indikationen zur *chirurgischen Laparoskopie* (Klärung der Operabilität intraabdomineller Tumoren, unklare abdominelle Krankheitsbilder, ungeklärter Ikterus, Verlaufsbeurteilung bei Peritoneal-Tbc, fragliche intraabdominelle Blutungen) heraus. Gleichzeitig setzten sie sich mit den Grenzen und Kontraindikationen der chirurgischen Laparoskopie auseinander.
Zittel und Beck [187] berichteten über 91 Fälle, die von der chirurgischen Klinik *den Internisten* zur Laparoskopie unter chirurgischen Fragestellungen zugeführt wurden (Ausschluß von Metastasen, Nachweis extrahepatischer Gallengangverschlüsse, präoperative Abklärung von Leberparenchymschäden, Abklärung pathologischer Palpationsbefunde).
Frangenheim warf von gynäkologischer Seite die Frage nach der Bedeutung der Zölioskopie für die chirurgische Diagnostik auf, „aus der Erfahrung, daß Chirurg wie Gynäkologe in manchen Fällen, z.B. bei akuten Erkrankungen im Bauchraum, vor den gleichen diagnostischen Schwierigkeiten stehen." Anhand von mehr als 1900 Zölioskopien demonstrierte er die Unentbehrlichkeit dieser Untersuchungsmethode für die Gynäkologie.
Trotz dieser drei für die Chirurgie bedeutenden Arbeiten vermochte Renger [136] noch 1966 festzustellen: „Welches der beiden Verfahren — Probelaparotomie oder Laparoskopie — zum Einsatz gelangt, hängt leider in vielen Fällen von der Fachrichtung des entscheidenden Arztes ab. Maßgebend sollten jedoch Fragestellung und Zustand des Patienten sein."
Erst im Verlauf der 70er Jahre mehrten sich Arbeiten zur Laparoskopie aus chirurgischer Sicht [2, 15, 28, 29, 35, 36, 37, 88, 89, 90, 91, 125, 126, 181, 182, 183, 184].

2 Klinischer Teil

2.1 Aufgaben der chirurgischen Laparoskopie

1. Beurteilung der lokalen und allgemeinen Operabilität bei abdominellen und extraabdominellen Neoplasmen,
2. Gewinnung von Gewebeproben zur histologischen Sicherung benigner oder maligner Prozesse,
3. Kontrolle der Wirksamkeit einer vorangegangenen Operation, der radiologischen oder zytostatischen Therapie bei Neoplasmen,
4. Entscheidung über die Indikation zur Operation bei stumpfen Bauchtraumen (Blutung? Perforation?),
5. Differentialdiagnostische Klärung atypischer oder unklarer abdomineller Beschwerdebilder,
6. Erfassung lokaler Spätfolgen nach Traumen und Operationen zur chirurgischen Behandlung oder zur Begutachtung,
7. Erfassung von Frühkomplikationen nach abdominellen Operationen,
8. Therapie bei geringfügigen Adhäsionen und kleinen Blutungsquellen.

2.2 Voraussetzungen für die chirurgische Laparoskopie

Die wichtigste Voraussetzung für die chirurgische Laparoskopie ist die *präzise Anamneseerhebung.*
Darum ist das Hauptanliegen an die Kliniker und endoskopierenden Ärzte: *Keine Laparoskopie ohne vorangehende exakte und lückenlose Anamnese* zu folgendenden Punkten:
1. Topographische Lokalisation der Schmerzen, Mißempfindungen, Differenzierung des Schmerztyps (Typenwandel der Schmerzen und Beschwerden?), des Beschwerdebeginns und der Beschwerdedauer, möglichst klare Umschreibung uncharakteristischer, diffuser abdomineller Beschwerden (z.B. bei chronischen intestinalen Durchblutungsstörungen u.a.).
2. Differentialdiagnostische Abgrenzung
   a) pathoanatomischer Beschwerdeursachen mit Hinweisen auf ein bestimmtes Organ oder eine Organgruppe (funktionelle Einheit der Oberbauchorgane!),

b) pathophysiologischer Ursachen abdomineller Beschwerden, z.B. akute Porphyrie, Diabetes mellitus mit Neigung zu Stoffwechselentgleisung mit Motilitätsstörungen des Magen-Darm-Kanals bis zum paralytischen Ileus

c) zur differentialdiagnostischen Einordnung bei völlig diffusen, unter a) und b) nicht einzuordnenden Beschwerdebildern mit der gezielten Frage, welche Ursachengruppe nach Anamnese, klinischen und Laboratoriumsbefunden am ehesten in Erwägung zu ziehen ist:
   - Entzündungsprozesse,
   - Tumorprozesse,
   - Systemische Erkrankungen (Blut- und Lymphsystem, Pathoproteinämien),
   - Fehlbildungen (Lageanomalien einzelner Bauchorgane, Septen, Situs inversus?)
   - Abnutzungs- oder degenerative Prozesse (z.B. chronische intestinale Durchblutungsstörungen bei allgemeiner Gefäßsklerose, altersbedingte Drüsenatrophie des Pankreas?),
   - etwaige Folgezustände früherer Traumen und Operationen (Entzündungsprozesse oder abdominelle Begleitsymptome extraabdomineller Krankheitsbilder?).

Der untersuchende Arzt scheue sich nicht, zur wirklich exakten Lokalisation der eigentlichen Schmerzen oder Mißempfindungen die Patienten mit dem Zeigefinger auf die entsprechende Stelle oder Region zeigen zu lassen. Nur so ist ein nicht seltenes Abgleiten in irrelevante Untersuchungen – auch fehlindizierte Endoskopien – zu vermeiden.

2.3 Darstellungs- und Aussagemöglichkeiten der Laparoskopie

Durch die Laparoskopie können nahezu alle Organe des Abdomens inspizierbar gemacht werden.
Lindner [94, 95] prägte dafür die Ausdrücke „laparoskopisches Panorama" und „diagnostische Laparoskopie". Von der klassischen Einführungsstelle des Laparoskops (links oberhalb des Nabels) aus, fällt der Blick des Untersuchers zunächst auf den linken Leberlappen. Durch drehen des Instruments entgegen dem Uhrzeigersinn mit zwischenzeitlichem Positionswechsel des untersuchenden Arztes von der linken zur rechten Körperseite des Patienten erkennt man nacheinander:
- Ligamentum falciforme hepatis,
- Oberfläche des rechten Leberlappens,
- rechte Zwerchfellkuppel,
- Gallenblase,

- Flexura coli dextra,
- Colon ascendens,
- Ileozäkalregion,
- Teile des Dünndarms,
- Leistenbruchpforten,
- kleines Becken mit seinen Organen,
- Sigma,
- Colon descendens,
- Milz,
- Magenvorderwand und
- zwischenzeitlich die zugehörigen Partien des Peritoneum parietale und
  das Omentum majus.

In welchem Ausmaß können die genannten Organe dargestellt werden und
welche Aussagen werden dabei ermöglicht?

2.3.1 Leber

Ohne Mühe einsehbar sind die *Oberflächen* des linken und rechten Leberlappens bis hinauf zur Zwerchfellkuppel, weiter kranialwärts und präziser
beurteilbar, als es von den üblichen Laparotomieschnittführungen aus
möglich ist. So können nicht nur hoch oben auf der Leber gelegene Metastasen sichtbar gemacht werden, sondern sogar mühelos aus ihnen Gewebeproben entnommen werden, was bei Laparotomien kaum oder nur unter großen Schwierigkeiten für Operateur und Assistenz und oft nicht ohne Blutungsrisiko möglich ist. Besondere Bedeutung erlangt diese Möglichkeit des laparoskopischen Nachweises hochsitzender Lebermetastasen
für die Beurteilung der Operabilität eines Primärtumors, wenn sich keine
weiteren Leber- oder sonstigen Metastasen finden.
Teile der *Leberunterfläche* sind nur selten zu betrachten, entweder bei
krankhaften Veränderungen des Organs mit Konsistenzvermehrung oder
bei einer durch breitflächige Verwachsungen der Leberoberfläche mit dem
Peritoneum parietale bedingten Abhebung der Leber.
Die den Internisten interessierenden Leberveränderungen sind in den ein-
schlägigen Lehrbüchern und Atlanten der internistischen Laparoskopie
dargestellt. Für den Chirurgen bedeutungsvoll sind
- Vergrößerung des Organs bei Stauungsleber (Rechtsherzinsuffizienz?),
- Farbveränderungen bei mechanischem Ikterus,
- Oberflächenveränderungen bei primärem Leberkarzinom oder bei Me-
  tastasenleber,
- bei Sarkoidose und Tuberkulose der Leber und
- bei cholangitischen Abszessen.

2.3.2 Gallenblase

Aufgrund ihrer anatomischen Lage sieht man in der Regel nur den Fundus
der Gallenblase. Um weitere Teile der Gallenblase sichtbar zu machen,
muß der sie bedeckende Leberlappen mit einem Taststäbchen angehoben
werden. Günstigstenfalls kann man dann das Organ vom Fundus bis zum
Collum ins Gesichtsfeld bekommen.
Frische Gallenblasenentzündungen zeichnen sich durch Gefäßinjektion
des Organs und Fibrinauflagerungen aus, ältere durch Verwachsungen
mit den Nachbarorganen. Gallenblasenkarzinome sind an knolligen Veränderungen erkennbar, oder die glatte Wandstruktur der Gallenblase ist
zugunsten unregelmäßiger Oberflächenzeichnungen aufgehoben.

2.3.3 Dünndarm

Bei der Laparoskopie des Dünndarms sieht man die nicht vom Omentum
majus bedeckten Abschnitte, also nur einen ganz geringen Teil des Dünndarms. Aufgrund seiner anatomischen Lage ist das Ileum besser inspizierbar als das Jejunum.
Als Hilfsmittel zur besseren Beurteilbarkeit haben sich die Abkippung des
Operationstisches in Kopftieflage (das große Netz gleitet der Schwerkraft
folgend etwas nach kranial) und das fallweise Beiseiteschieben des Omentum majus mit einem Taststäbchen bewährt.
Am Dünndarm fällt die lebhafte Peristaltik auf. An pathologischen Veränderungen sind solche der Serosa zu sehen:
– Verstärkte Gefäßzeichnung und Rötung bei Entzündungen,
– frische Fibrinbeschläge oder Verklebungen bei Peritonitis,
– breitflächige Adhäsionen zwischen einzelnen Dünndarmschlingen
  nach alter, abgelaufener Peritonitis,
– dicke, gestaute Venen bei Pfortaderstauung.

Diffusen, knötchenartigen Befall der Dünndarmserosa sahen wir in einem
Fall von Dünndarmtuberkulose, häufig beobachteten wir diffusen Befall
des Peritoneum viscerale bei generalisierter Aussaat eines Neoplasmas.
Auch konnten wir im Falle eines mechanischen Subileus das Hindernis –
eine Bride, die zur inkompletten Abklemmung des Dünndarms geführt
hatte – genau ausmachen. Deutlich erkennbar waren dabei die prästeno-
tische Dilatation und die poststenotisch kollabierte Darmschlinge.

2.3.4 Dickdarm

Das Kolon ist erkenntlich an seiner im Vergleich zum Dünndarm geringfügig dunkleren, leicht blaugrauen Farbe, der charakteristischen Tänie auf seiner Oberfläche und der meist gut beurteilbaren Haustrierung. Die genannten Charakteristika sind zwar jedem bekannt, ihre Aufzählung ist jedoch nicht überflüssig, weil die Differenzierung „Dünn- und Dickdarm" im laparoskopischen Bild — im Gegensatz zur Laparotomie — auch dem geübten Untersucher häufig Schwierigkeiten bereitet und banale Mittel dann weiterhelfen können.
Gut inspizierbar während des Untersuchungshergangs sind die Ileozäkalregion, häufig die Appendix vermiformis, das Colon ascendens mit der Flexura coli dextra, das Colon decendens und das Sigma, wohingegen das Colon transversum und die Flexura coli sinistra in der Regel nicht zu sehen sind.
Colon ascendens und descendens können jeweils durch entsprechende Absenkung des Tisches zur Gegenseite übersichtlicher zur Darstellung gebracht werden (geringfügiges Zur-Seite-Gleiten des großen Netzes). Ebenfalls durch eine Lageänderung — Tisch in Kopftieflage, Trendelenburg-Lagerung — wird der Blick in Richtung Douglas-Raum frei, so daß häufig das Sigma bis zur peritonealen Umschlagfalte betrachtet werden kann.
Alle bei der Inspektion des Dünndarms beschriebenen Veränderungen kann man auch an den genannten Dickdarmabschnitten beobachten. Dabei ist es im Fall eines stenosierenden Prozesses manchmal möglich, diesen direkt in das Gesichtsfeld zu bekommen. Von Probeexzisionen sieht man in den Fällen von Dickdarmkarzinomen wegen der Perforationsgefahr ab. Oftmals kann man „nebenbei" den Befund einer Dickdarmdivertikulose erheben.

2.3.5 Organe des kleinen Beckens

Schon bei normaler Lagerung auf dem horizontalen Untersuchungstisch ist es — insbesondere bei schlanken Patienten — häufig möglich, die Organe des kleinen Beckens ausreichend zu betrachten; um ein Vielfaches besser gelingt dies durch Lageänderung des Tisches (Trendelenburg-Lage des Patienten), da dann der Dünndarm kranialwärts gleitet.
Man kann dann meistens das Sigma bis zur peritonealen Umschlagfalte erkennen und eine Beurteilung von Uterus und Adnexen erreichen.
Letzteres ist für den laparoskopierenden Gynäkologen bedeutsam, aber gröbere pathologische Veränderungen wie

- die rundknotigen Vorwölbungen der Uterus myomatosus,
- die flammende Rötung der Tuben im Fall der Adnexitis,
- größere Ovarialzysten oder gar Ovarialkarzinome fallen auch dem
  Nichtgynäkologen auf.

Nicht selten können bei primären Karzinomen des Magens sog.
Krukenberg-Tumoren als Ausdruck der metastatischen Absiedlung gese-
hen werden.
Für den Chirurgen ist der Blick in das kleine Becken bzw. das Cavum
Douglasi bedeutungsvoll, weil hier ja häufig die ersten Karzinomabsied-
lungen auftreten. Deshalb sollte man bei der Laparoskopie dieser Region
größte Aufmerksamkeit widmen, sie also mit besonderer Sorgfalt einstel-
len und absuchen.

2.3.6 Milz

Von der nicht vergrößerten normalen Milz sieht der Laparoskopiker nur
Teile der konvexen Oberfläche, und das häufig auch nur nach Abkippung
des Untersuchungstisches nach rechts und bei evtl. zusätzlicher rechter
Seitenlage des Patienten. Veränderungen der Konsistenz, der Farbe und
der Größe der Milz interessieren besonders den Internisten.
Für den Chirurgen ist die Milzvergrößerung bei Pfortaderstauung – eines
der indirekten Zeichen für das Vorliegen eines Pankreaskarzinoms – bedeutungsvoll, ebenso der Nachweis von Karzinommetastasen, Sarkoido-
se- oder Tuberkuloseknötchen auf der Milzoberfläche bei unklaren
Krankheitsbildern bzw. zur Beurteilung der Operabilität.
Wichtig erscheint auch die laparoskopische Betrachtung der Milzloge
beim stumpfen Bauchtrauma, nur ist sie häufig durch massive Blutan-
sammlung im Bauchraum verwehrt, worauf noch näher eingegangen wird
(s. 2.6.2).

2.3.7 Magen

Normalerweise sieht man bei der Laparoskopie die gesamte Vorderfläche
des Magens mit Ausnahme eines Teils der Kleinkurvaturseite, der vom linken Leberlappen bedeckt wird. Die Betrachtung der Kleinkurvaturseite
des Magens und die des kleinen Netzes gelingt bei einigen krankhaften
Veränderungen der Leber jedoch mühelos, etwa bei
- Leberschrumpfungen,
- Konsistenzvermehrung der Leber,
- stärkeren Adhäsionen zwischen dem Peritoneum parietale der vorderen
  Bauchwand und der Oberfläche des linken oder beider Leberlappen.

Im Fall der Leberschrumpfung ist die Kleinkurvaturseite des Magens bzw. das kleine Netz gewissermaßen automatisch freigelegt; bei Konsistenzvermehrungen und bei Verwachsungen der o.g. Art wird die Leber vom Magen abgehoben, so daß dadurch die freie Sicht gewährleistet ist.

Bei erheblicher Hepatomegalie verschlechtert sich naturgemäß die Beurteilungsmöglichkeit dieser Magenregion.

In Fällen, in denen der linke Leberlappen die Sicht auf die Kleinkurvaturseite des Magens verwehrt, bietet sich das kurzfristige „Beiseiteschieben" oder Hochheben des störenden Leberlappens mit einem Taststäbchen an.

Ohne Mühe dagegen gelingt in der Regel die Inspektion des Magenfundus. Auch kann der Pylorus — erkenntlich an der Vena pylorica und seiner durch die Ringmuskulatur hervorgerufenen charakteristischen Einschnürung — immer eingestellt werden.

Schwieriger gestaltet sich die Einstellung des Bulbus duodeni, da er häufig von der Leber oder dem Omentum majus bedeckt ist. Erfahrungsgemäß helfen dann Manipulationen mittels Taststab nicht weiter. Als „Nebenbefund" — der Grund der Laparoskopie ist in diesen Fällen meistens die Tumor- oder Metastasensuche — kann man häufig Ulzera des Magens mit ihren kennzeichnenden narbenähnlichen Verdickungen der Serosa bzw. strahlenförmigen Narben beobachten. Die im Vordergrund stehende Indikation für die laparoskopische Magenbetrachtung ist jedoch das Karzinom. Folgende Befunde können dabei erhoben werden:

— Das Bild vom umschriebenen knötchenartigen über den breitflächig die gesamte Serosa einnehmenden Befall bis zum großen, knolligen Tumor,
— die derbe, starre Magenwand (nachweisbar durch Prüfung mit dem Taststab oder durch Beobachtung beim Ablauf einer peristaltischen Welle),
— Neubildung von zum Tumor laufenden Gefäßen, auch Lymphgefäßen,
— Lymphknotenmetastasen im großen und/oder kleinen Netz,
— erhebliche Ektasie des Organs bei Magenausgangsstenosen.

2.3.8 Retroperitoneale Organe

Die retroperitoneal gelegenen Organe — das Pankreas, beide Nieren und der größte Teil des Duodenums — sind naturgemäß bei der konventionellen Laparoskopie nicht zu sehen.

Die neuerlich an manchen gastroenterologischen Zentren geübte Pankreoskopie wird in Abschnitt 2.4.1.3 besprochen. Beobachtungen von Hydronephrosen, Nierenadenomen und Zystennieren, wie sie vereinzelt in laparoskopischen Lehrbüchern beschrieben worden sind, haben wir in unserem Krankengut nicht.

2.3.9 Peritoneum viscerale und parietale

Die bei der Laparoskopie inspizierbaren Abschnitte des Peritoneum viscerale wurden bei der Besprechung der entsprechenden Organe abgehandelt.
Vom gesamten Peritoneum parietale vermag man bei der Laparoskopie
die Vorderwand des Bauchraums, die Flankenpartien, die Region des kleinen Beckens und die Zwerchfellkuppeln einzusehen. Auch die Leistenbruchpforten sind exakt beurteilbar. In einem Fall unklarer Unterbauch-
beschwerden konnten wir eine geringfügige Netzeinklemmung beobachten.
Die Veränderungen der karzinomatösen Aussaat − Peritonitis carcinomatosa − fallen auch dem in der Laparoskopie ungeübten Arzt sofort ins
Auge, desgleichen sind Adhäsionen und Briden leicht zu diagnostizieren.
Bei Pfortaderstauung finden sich nicht nur starke Gefäßerweiterungen der
Baucheingeweide und des großen Netzes, sondern häufig auch solche des
Peritoneum parietale.

2.4 Chirurgische Laparoskopie in der Onkologie

Die führende Position bei allen Indikationen für chirurgische Laparoskopie nimmt die Onkologie ein.
Welche Fragen stellen sich in der Onkologie, die durch die chirurgische
Laparoskopie zu klären sind, was sind also Aufgaben und Ziele der chirurgischen Laparoskopie in der Onkologie?
1. Gewinnung von Gewebeproben zur histologischen Sicherung benigner
   oder maligner Prozesse der Bauchorgane,
2. Erfassung von Leber- und Peritonealmetastasen mit histologischer Sicherung zur Differentialdiagnose abdomineller und extraabdomineller
   Neoplasmen,
3. Beurteilung der lokalen und allgemeinen Operabilität bei abdominellen
   und extraabdominellen Neoplasmen durch Feststellen des Ausmaßes
   des Befalls von Serosa visceralis et parietalis und Leber,
4. Kontrolle der Wirksamkeit einer vorangegangenen, operativen, radiologischen oder zytostatischen Therapie bei Neoplasmen.

Im einzelnen bietet die chirurgische Laparoskopie folgende Möglichkeiten
und taktische Hilfen bei Diagnose und chirurgischer Therapie der Geschwulstkrankheiten:

2.4.1 Abdominelle Neoplasmen

Magenkarzinom. Beim Magenkarzinom, insbesondere im Greisenalter, ist die *Laparoskopie* nur dann der *Laparotomie* vorzuziehen, wenn röntgenologisch oder endoskopisch eine freie Passage des Magens und Dünndarms nachgewiesen ist, die Resektion des Tumors jedoch nur bei Ausschluß von Leber- und anderen Metastasen sinnvoll erscheint.
Liegt eine Magenausgangsstenose durch ein Neoplasma vor, so *laparotomieren* wir, da nur in Ausnahmefällen *laparoskopisch* geklärt werden kann und − bei sehr reduziertem Allgemeinzustand − geklärt werden muß, ob ein Palliativeingriff, meist eine Gastroenterostomie, noch sinnvoll ist.
Lebermetastasen schließen einen solchen Palliativeingriff *nicht* aus.
Reicht die röntgenologisch oder gastroskopisch vermutete Wandinfiltration bis zur Kardia hinauf, so reicht die Laparoskopie meistens zur Klärung der Frage aus, ob an der Vorderwand des Magens ein nocht nicht karzinomatös veränderter Bezirk eine Anastomose mit dem Jejunum gestattet. Ist die *gesamte* Magenvorderwand karzinomatös verändert, so erübrigt sich eine Laparotomie vollständig, da eine Anastomose in dem karzinomatösen Gewebe unweigerlich zur Peritonitis führen würde.

Ovarial- und Uterustumoren. In der Gynäkologie, insbesondere bei Frauen in der Menopause und hier wieder besonderes bei Patientinnen mit hohem Operationsriskio, kann durch die Laparoskopie entschieden werden, ob es sich bei einem Unterleibstumor um einen gutartigen Tumor handelt, der nur bedingt (z.B. wegen Darmkompression) eine Operation erforderlich macht, ob ein Karzinom vorliegt, das operiert oder zunächst mit Chemotherapie behandelt werden sollte, oder ob ein Tumor vorliegt (z.B. Rektum- oder Sigmakarzinom), der palpatorisch als Tumor im Genitalbereich eingruppiert wird, in Wirklichkeit aber in die Hand des Chirurgen gehört.
Die Verbreitung der Laparoskopie in der Gynäkologie verdanken wir in erster Linie Frangenheim [34 − 37].

Pankreastumoren. Das Pankreas ist aufgrund seiner retroperitonealen Lage und seiner Bedeckung mit anderen Organen ein „verborgenes Organ". Bei der klinischen Untersuchung ist es palpatorisch nicht zu erfassen, die konventionelle Röntgenuntersuchung liefert nur indirekte Hinweise bei Vorliegen von Veränderungen an Nachbarorganen (Verdrängung des „duodenalen C" bei der Magen-Dünndarm-Passage).
Unter den Laboratoriumsuntersuchungen hat sich die Enzymdiagnostik (Bestimmung von Amylase und Lipase im Serum und Urin) besonders bei Entzündungen, wenig jedoch bei Tumoren bewährt [97, 99].

Einzig die Funktionsdiagnostik mit Hilfe der fraktionierten Duodenal-
saftanalyse nach Pankreasstimulation zeigt eine hohe Treffsicherheit beim
Karzinom des Kopfbereiches [31, 49, 99].
Entscheidende Fortschritte zu einer differenzierten Pankreasdiagnostik bil-
deten die Angiographie [14, 56, 99], die Sonographie, weniger die Szinti-
graphie [56, 99], die endoskopisch-retrograde Pankreatikocholangiogra-
phie (ERCP) [17, 96, 98, 147, 154] und die Computertomographie [56].
Einen neuen Weg zeigt M. Classen (1979, persönliche Mitteilung) mit seinen Versuchen auf, mit einem dünnen flexiblen Endoskop („babyscope")
die direkte Inspektion des Pankreasgangs zu praktizieren. Die wegen des
nur 2 mm betragenden Durchmessers recht lichtschwache Optik, die unge-
nügende Spülmöglichkeit zur Sichtverbesserung und die schlechte Diri-
gierbarkeit des Geräts mit daraus resultierendem häufigem Wandkontakt
verhindern allerdings zur Zeit präzise Aussagen.
Die Direktinspektion des Pankreas *ohne* Laparotomie blieb bis vor kurzem ein diagnostischer Wunschtraum. Erstmals gelang 1972 die Exploration des Pankreas auf laparoskopischem Wege: Meyer-Burg [109] stellte
am 10.3.1972 auf dem Erlanger Endoskopiekongreß diese Möglichkeit
vor. Inzwischen gibt es verschiedene Techniken mit unterschiedlichen Zu-
gangswegen zum Pankreas [39, 48, 68, 98, 99, 101, 102, 103, 110 – 113,
161, 162].
Die Methode wird meist als Pankreoskopie bezeichnet.
Es werden verschiedene Methoden der Biopsie mittels Zange, Menghini-
Nadel und feiner Nadel genannt [39, 48, 67, 101, 102, 113].
Noch 1972 schreiben Look et al. [102]: „Bisher hatte uns jedoch die durch
die Zurückhaltung auch der Chirurgen genährte Sorge vor Auslösung einer akuten Pankreatitis von einer Biopsie abgehalten"; 1974 stellt Henning [48] fest: „Die Pankreasbiopsie war – wie bereits erwähnt – u.a.
durch die Scheu der Chirurgen behindert. Zwar war schon früher das Pankreas versehentlich bei einer Leberbiopsie ‚mit'-getroffen worden, ohne
daß es zu Komplikationen gekommen war, aber erst Meyer-Burg und wir
haben mittels Feinnadelbiopsie und Menghini-Nadelbiopsie bzw. Zangen-
biopsie gezielt Gewebe aus dem Pankreas entnommen".

*Welchen diagnostischen Stellenwert nehmen die laparoskopische Inspek-
tion (Pankreoskopie) und die gezielte Biopsie des Pankreas ein?*
Die klarsten und günstigsten Ergebnisse der laparoskopischen Pankreasdiagnostik werden von Meyer-Burg [110 – 113] angegeben: beim Pankre-
asneoplasma weist die Biopsie eine Trefferquote von 83% auf.
Bei der chronischen Pankreatitis liefert die Pankreoskopie unbefriedigen-
de Ergebnisse, vor allem dürften die Funktionsdiagnostik, die ERCP und
in Zukunft die Computertomographie bei diesem Krankheitsbild die aus-
sagekräftigeren und gleichzeitig risikoärmeren Methoden sein.

Soll man die laparoskopische Pankreasinspektion und -biopsie bezüglich ihrer Durchführbarkeit, Aussagekraft und routinemäßigen Anwendbarkeit werten, so ist sie *zur Zeit* im Hinblick auf technische Schwierigkeiten, Aufwendigkeit der Methode und fragliche diagnostische Aussage *nicht* empfehlenswert.

Eine endgültige Wertung der Pankreoskopie ist jedoch noch nicht möglich, erst die zunehmende Erfahrung kann hier zur Entscheidung beitragen. Bis zu diesem Zeitpunkt hat die konventionelle Laparoskopie als schonender, risikoarmer Eingriff ihre Berechtigung bei Pankreastumoren.

Welche Aussagen können bei der (konventionellen) Laparoskopie im Fall von Pankreastumoren gemacht werden?

Beim Vorliegen von Pankreastumoren finden sich meist nur *indirekte* Hinweise bei der Laparoskopie:

1. Vorwölbung des Tumors unter dem Omentum majus und umschriebene Gefäßerweiterungen
   DD: Nieren- oder anderer retroperitonealer Tumor.
2. Verdrängung des Magens und Duodenums; wichtig hier eine vorher durchgeführte Röntgenuntersuchung,
3. Zeichen der portalen Hypertension durch Umklammerung der Vena portae; laparoskopisch sehen wir dicke, gestaute Venen und eine Milzvergrößerung,
4. Aszites
   DD: Leberzirrhose, Narbenleber, Pfortaderthrombose, Chiari-Syndrom, Peritoneal-Tbc, Peritonealkarzinose, geplatzte Ovarial- oder Leberzysten, Pseudomyxoma peritonei, akute nekrotisierende Hepatitis,
5. Metastasen des Peritoneum viscerale et/sive parietale und evtl. der Leber.

Ist der Pankreastumor bei der Laparoskopie *deutlich erkennbar,* so ist dennoch die direkte Gewinnung von Biopsiematerial aus dem Tumor mit Unsicherheiten und Risiken behaftet.

Liegen Metastasen vor, so sind Probepunktion und Probeexzision mit kleiner Zange zuverlässige Methoden zur Gewinnung ausreichenden Gewebes.

Dabei ist an folgende *Besonderheiten beim Pankreaskarzinom* zu erinnern:

Nicht jedes Pankreaskarzinom metastasiert in die Leber. Analog zur Beteiligung der Lymphwege bei der Pankreatitis finden wir nicht selten Metastasen auf dem Peritoneum viscerale und/oder parietale sowie auf der Pleura einer oder beider Seiten. Das Fehlen von Lebermetastasen bei Nachweis von Peritoneal- und Pleurametastasen spricht in Verbindung mit anderen diagnostischen Kriterien für das Vorliegen eines Pankreaskarzinoms.

Dabei sind indessen gleichzeitig seine Inoperabilität vor einer Laparotomie gesichert und das operationstaktische *Vorgehen* gebahnt: bei Vorliegen eines mechanischen Ikterus und einer Stenose der Duodenalschleife: biliodigestive Anastomose und antekolische Gastroenterostomie mit Braun-Enteroanastomose.

Zeichen einer portalen Hypertension – auch *ohne* Aszites – bedeuten, daß eine Kompression oder gar Infiltration der Pfortader durch das Neoplasma zu erwarten ist.

Nur durch eine *Laparotomie* ist hier die Entscheidung zu treffen, ob der Tumor infiltrativ in die Pfortader eingewachsen ist und damit nicht radikal entfernt werden kann. Auch die Splenoportographie kann die Entscheidung Kompression oder Infiltration der Pfortader nicht erleichtern. Findet man bei der Laparoskopie *Aszites,* so ist dessen Genese möglichst genau zu klären:

a) Ausschluß oder Feststellung einer Peritonitis carcinomatosa (durch Anfertigen eines Zellsediments);

b) Feststellung oder Ausschluß einer ruhenden oder aktiven Leberzirrhose bei gleichzeitigem Vorliegen eines Pankreaskarzinoms.

c) Findet man sanguinolenten Aszites bei Pankreaskarzinom und aktiver Leberzirrhose, so ist dieser sanguinolente Aszites bei Fehlen einer Peri-

Tabelle 1. Chirurgische Laparoskopie beim Pankreaskarzinom

---

1. Biopsie und Probeexcision aus dem Primärtumor? [47]
2. Besonderheiten bei Metastasen
   a) Nicht immer Lebermetastasen
   b) Metastasen des Peritoneum viscerale (Netz?) und/oder parietale (Pleurametastasen?!)
   c) Fehlen von Lebermetastasen bei Nachweis von Peritonealmetastasen = Pankreas-Ca? (Ovarialneoplasma?)
3. Zeichen portaler Hypertension
   a) Kompression oder Infiltration der V. portae?
   b) Aszites
   Peritonitis carcinomatosa?
   Leberzirrhose?
   Sanguinolenter Aszites: Peritonealkarzinose?
              Akute Leberdystrophie mit hämorrhagischer Diathese?

---

tonealkarzinomatose oder bei Beweis des akuten dystrophischen Schubs der Leber zuweilen auf eine hämorrhagische Diathese zu beziehen. Eine operative Behandlung des Pankreaskarzinoms muß selbstverständlich in dieser Situation unterbleiben. Nach Abschluß der konservativen Leberbehandlung muß erneut die Frage der Operabilität nach den genannten Kriterien laparoskopisch geklärt werden. Eine Zusammenstellung der zu beachtenden Kriterien bei der Laparoskopie des Pankreaskarzinoms zeigt Tabelle 1.

Dünndarm- und Dickdarmtumoren. Bei Neoplasmen des Dünndarms und des Dickdarms laparoskopiert man grundsätzlich dann, wenn Verdacht auf Aszites und Leber- bzw. Peritonealmetastasen besteht.
Bei deren Vorliegen ist im Fall einer noch freien Darmpassage – wenn also keine Umgehungsanastomose oder kein Anus praeter naturalis angezeigt ist – eine Laparotomie überflüssig.

Morbus Hodgkin. Noch 1971 bzw. 1973 wurde in den Arbeiten von De Vita et al. [21], Krieger [77] und Beck und Dischler [6] auf die Bedeutung der Laparoskopie für die Stadieneinteilung und die prognostische Beurteilung und Therapie des Morbus Hodgkin hingewiesen: „Die Laparoskopie nimmt demnach einen festen Platz in der Diagnostik des Morbus Hodgkin ein und ist auch bei der Stadieneinteilung durch keine andere Methode zu ersetzen" [6].
Bereits zu diesem Zeitpunkt wurde allerdings in mehreren Publikationen die Frage gestellt, ob das Staging nicht besser durch eine Laparotomie erfolgen sollte [59, 69, 134, 151]. Ebenso wurden auch der diagnostische Wert der explorativen Laparotomie und ihr Operationsrisiko diskutiert.
Heute ist diese Frage dahingehend entschieden, daß *nur* die Probelaparotomie ein sicheres *Staging* beim Morbus Hodgkin gewährleistet [32, 46, 78, 114, 143, 150, 157].
Obwohl es sich hierbei um eine aggressive Form der Diagnostik handelt, ist sie notwendig und vertretbar, da allein durch sie eine exakte Untersuchung der in Frage kommenden Regionen mit eventueller Clipmarkierung und Probeexzision – also exaktes Staging – ermöglicht und so eine adäquate Therapie durchgeführt werden kann.

2.4.2 Extraabdominelle Neoplasmen

Zwar ist in der Onkologie die häufigste Indikation für die chirurgische Laparoskopie die präoperative Klärung der Art, des Ausmaßes oder der Metastasierung *abdomineller Neoplasmen,* nichtsdestoweniger können selbstverständlich durch die chirurgische Laparoskopie auch die Leber-

und Peritonealmetastasen *extraabdomineller Tumoren* sicher erfaßt werden und auch hier zur Klärung der Frage nach der Operabilität führen.
Zu denken ist insbesondere an Karzinome der Lunge [85, 86, 87, 88] der Brustdrüse [153], der Schilddrüse und seltener an Melanome [62].
Bei extraabdominellen Neoplasmen helfen einige Laboratoriumsbefunde (z.B. gleichzeitige Erhöhung der Laktatdehydrogenase = LDH und der Gamma-Glutamyl-Transferase) nur bedingt, den Verdacht auf Lebermetastasen anzusprechen.
Finden sich pathologische Werte, so wird auch dann laparoskopiert, wenn nach dem Palpationsbefund der Leber keinerlei Metastasenverdacht besteht. Eine Ausnahme bilden die Patienten, bei denen aus vitaler Indikation (Blutungen aus den Neoplasmen) oder aus palliativen Gründen (exulzerierte Mammakarzinome) ein operativer Eingriff am Primärtumor unumgänglich oder dringend indiziert ist, wobei dann die möglichen Fernmetastasen außer acht gelassen werden.
Zusätzlich vermag die chirurgische Laparoskopie in Verbindung mit der Biopsie auch bei unbekanntem Sitz des extraabdominell gelegenen Primärtumors und Vorhandensein von intraabdominellen Metastasen durch die Histologie den Sitz des Primärtumors zu eruieren.

2.4.3 Kontrolle der Wirksamkeit einer vorangegangenen Therapie bei Neoplasmen

Ein weiteres Anwendungsgebiet der chirurgischen Laparoskopie in der Onkologie stellt die Kontrolle der Wirksamkeit einer operativen, radiologischen oder zytostatischen Therapie dar.
Auch in diesen Fällen ist evident, daß die Frage der Rezidivfreiheit schonender wie auch effektiver mit dem Laparoskop geklärt werden kann als mit anderen Verfahren.
Zu beachten ist allerdings, daß in solchen Fällen eine noch größere Sorgfalt herrschen muß als gewöhnlich bei der Laparoskopie: hier ist die Laparoskopie durch Adhäsionen und Fixierung von Organen an die vordere Bauchwand erschwert und risikoreicher.

2.5 Chirurgische Laparoskopie zur Abklärung differentialdiagnostisch schwieriger, atypischer oder unklarer abdomineller Beschwerdebilder

Eine weitere Indikation zur chirurgischen Laparoskopie sind abdominelle Erkrankungen mit unklarer Symptomatik.
Hier wird die Laparoskopie gegenüber vergangenen Jahren zahlenmäßig weniger eingesetzt, was jedoch grundsätzlich *nichts* für den Einzelfall besagt.

Die Fortschritte der Diagnostik durch Sonographie, Computertomographie, Angiographie, Lymphographie, nuklearmedizinische Untersuchungsmethoden und differenzierte klinisch-chemische Untersuchungen haben die Zahl der differentialdiagnostisch schwer zu klärenden Abdominalerkrankungen nennenswert reduziert. Dennoch können diese Methoden natürlich die histologischen Untersuchungen in keinem Fall ersetzen.

Durch die Laparoskopie sind – außer dem intraabdominellen Morbus Hodgkin, der ohne Einschränkung eine *Laparotomie* erfordert (s. 2.4.1.5) – die übrigen Krankheitsbilder, z.B. Peritonealtuberkulose, Leber- und Milztuberkulose, Sarkoidose oder Amyloidose, zu erfassen.

Auch in „ungeklärten" Fällen können die direkte Betrachtung der krankhaft veränderten Organe und die laparoskopisch vorgenommene Biopsie zu einer sicheren Diagnose führen und dies in über 85% der Fälle.

Saleh [142] belegte jüngst eine Treffsicherheit von 87%, umgekehrt geben Barry et al. [4] eine Versagerquote von nur 6,3% an (diese war nach ihren Angaben in der überwiegenden Anzahl der Fälle bedingt durch Verwachsungen nach vorangegangenen Operationen).

So sollte die chirurgische Laparoskopie auch bei „obskuren" intraabdominellen Erkrankungen als nützliches und sicheres Verfahren häufiger in Erwägung gezogen werden.

2.5.1 Appendizitis

Frangenheim betont aus gynäkologischer Sicht immer wieder die Wichtigkeit der Laparoskopie zur Diagnosesicherung bzw. zum Ausschluß einer Appendizitits [15, 34 – 37].

Wörtlich führt er aus [36]: „Die Differentialdiagnose der akuten, aber auch chronischen Appendizitis gegenüber der Adnexitis oder gegenüber Entzündungen im Darmtrakt, wie Morbus Crohn, Diverticulitis oder auch sogenannten Adhaesionsbeschwerden *dürfte das Hauptkontingent für die Laparoskopie in der Chirurgie stellen.*"

Er begründet dies mit den Worten: „Die tägliche Praxis der Gynäkologen zeigt, daß die überwiegende Mehrzahl der Frauen, die appendektomiert wurden, nach der Operation über fast gleichartige Beschwerden klagt wie vor der Operation. Die Erfahrung großer Serien bei der Sterilitätsdiagnostik zeigt ferner, daß rund 40% der 1900 von uns untersuchten Patientinnen mit Tubenschäden, meist rechtsseitig gelegen, appendektomiert worden sind. Das läßt den Schluß zu, daß hinter dem Bild einer Appendizitis eine Adnexitis verborgen war und postoperativ ein Tubenschaden resultiert."

Aus dieser Erfahrung heraus fordert Frangenheim [36] die laparoskopische Klärung der Differentialdiagnose bei Frauen im geschlechtsreifen Alter: „So kann, je nach Situation, eine Adnexitis spezifisch behandelt und eine Appendektomie vermieden werden, über deren Wert man ohnehin diskutieren kann."

An anderer Stelle [37] sagt er: „Allein die Indikation ‚Differentialdiagnose akute oder chronische Appendizitis − Adnexitis' wäre es wert, die Laparoskopie in die Chirurgie einzuführen."

Aufgrund solcher Äußerungen Frangenheims entbrannte in der Tages-[119] und in der informatorischen medizinischen Presse [15, 54, 81, 120, 132] die Diskussion, ob durch die Laparoskopie eine Vielzahl überflüssiger Appendektomien vermeidbar sei.

Frangenheims beinahe genereller Forderung nach einer Laparoskopie vor jeder geplanten Appendektomie kann sich ein Chirurg nicht anschließen. Aus chirurgischer Sicht ist die Laparoskopie für die Diagnose bzw. Differentialdiagnose „akute lokale Peritonitis oder peritoneale Reizung im rechten Unterbauch" (meistens hervorgerufen durch eine Appendizitis) in der Regel entbehrlich.

Jeder Chirurg weiß, daß dem klinischen Bild und dem lokalen Befund einer „akuten Appendizitis" längst nicht immer eine phlegmonöse oder nekrotisierende Appendizitis zugrunde liegt [132, 145, 174].

Ganz andere entzündliche Prozesse in der Nachbarschaft der Ileozäkalregion vermögen eine Appendizitis vorzutäuschen: akute spontane Netznekrosen mit oder ohne vorangehende Netztorsion, akute phlegmonöse und nekrotisierende Adnexitis, stielgedrehte Ovarial- oder Ligamentum-latum-Zysten, Ileozäkalkarzinome mit sekundärer Entzündung, akuter Schub einer Ileocolitis Crohn, Extrauteringraviditäten (in unserem Krankengut dreimal bei vorangegangener gynäkologischer Untersuchung nicht festgestellt [91]), inkarzerierte innere Hernie des offenen Recessus ileocoecalis (ein Fall in unserem Krankengut bei einem 95jährigen Mann [91]), akute Zäkumphlegmone bei Typhus oder Paratyphus, akute Cholezystitis bei Riedel-Leberlappen mit tiefer Lage der Gallenblase, regionaler Ileuminfarkt durch arteriellen Verschluß, regionale Mesenterialvenenthrombose (zwei Fälle in unserem Krankengut nach Applikation von Ovulationshemmern über einen Zeitraum von mehr als 5 Jahren [91]), spontane Blutung eines kleinen Hämangioms an der Appendix [60]. Differentialdiagnostisch kommen auch noch Yersiniose, Porphyrie und unspezifische Lymphadenitis mesenterialis in Betracht.

Die Indikation zur Operation richtet sich überwiegend nach dem klinischen Gesamtbild und dem Lokalbefund einer regionalen peritonealen Reizung bzw. Peritonitis, wobei die differentialdiagnostischen Schwierigkeiten im Säuglings- und im Greisenalter jedem erfahrenen Chirurgen hinreichend bekannt sind.

Zu bedenken sind ferner noch folgende Gesichtspunkte:

- Bei der Mehrzahl der Patienten ist das klinische Bild so eindeutig, daß eine akute Appendizitis einfach nicht zu übersehen ist; die Laparoskopie ist in diesen Fällen überflüssig.
- Bei vielen Kranken ist die Appendix retrozäkal gelegen; eine laparoskopische Beurteilung ist in diesen Fällen nicht möglich.
- Die Laparoskopie stellt im akuten Entzündungszustand der Appendix ein nicht unerhebliches Risiko durch mögliche Umwandlung der lokalisierten in eine generalisierte Peritonitis dar.
- Jede Patientin, bei der die Verdachtdiagnose Appendizitis besteht, wird dem Gynäkologen präoperativ zur Untersuchung vorgestellt.
- Bei *zu* zurückhaltender Einstellung zur Operationsindikation bei akuter Appendizitis kann evtl. eine Perforation übersehen werden.

So ist aus chirurgischer Sicht die Laparoskopie für die Indikationsstellung zur Laparotomie bei *akuter Appendizitis* oder deren Verdacht in der Regel *entbehrlich.*

Allenfalls kann die Laparoskopie in *sehr seltenen* Zweifelsfällen bei der Frau im geschlechtsreifen Alter zur Klärung der Frage nützlich sein, ob eine akute Adnexitis mit Indikation zur konservativen gynäkologischen Behandlung vorliegt.

Bei der *rezidivierenden Appendizitis* kann die Laparoskopie zur optimalen differentialdiagnostischen Klärung des Beschwerdebildes – insbesondere bei Frauen zum Ausschluß von pathologischen Prozessen im inneren Genitale – ein Hilfsmittel darstellen.

2.5.2 Verschlußikterus

Beim Vorliegen eines Ikterus geht es im wesentlichen um die Differentialdiagnose: Steinverschluß, Karzinomverschluß oder intrahepatische Cholestase. Laborchemische Untersuchungen gestatten oft keine sichere Differenzierung; orale bzw. intravenöse Cholezystocholangiographien verbieten sich, da die Leber beim Vorliegen eines Ikterus kein Kontrastmittel in die Gallenwege ausscheidet. Die Diagnostik muß also andere Wege gehen.

Bis etwa 1972 stand die Laparoskopie an führender Stelle der Methoden zur Differenzierung der Ikterusformen [40, 55, 62, 94, 141, 149, 178, 179], während sich die oftmals propagierte Minilaparotomie nicht durchzusetzen vermochte [20].

Die laparoskopische Differentialdiagnose des Ikterus orientiert sich überwiegend an der *Beschaffenheit und am Füllungszustand der Gallenblase.* Ein tiefsitzendes Abflußhindernis – Stein oder Tumor – führt zu einer vergrößerten, prall gefüllten Gallenblase bei nicht entzündlich veränderter

Gallenblasenwand (Courvoisier-Zeichen); die funktionell gestaute Gallenblase bei chronischen Lebererkrankungen ist ebenfalls groß, jedoch (mit dem Taststäbchen) gut eindrückbar; bei der intrahepatischen Cholestase ist die Gallenblase atonisch, schlaff und leer [79].

Beim Gallenblasenkarzinom finden sich unregelmäßige Oberflächenzeichnungen der Gallenblase, wobei glatte Wandstrukturen kaum noch zu erkennen sind, oder die Gallenblase imponiert gar als weißgraues, knolliges Gebilde. Bei größerem Ausmaß des Karzinoms entziehen zwar Netzverwachsungen den Tumor häufig der direkten Betrachtung, doch finden sich in diesem Fall in der Regel bereits viszerale oder parietale Metastasen.

Die endoskopisch faßbaren *Veränderungen der Leber* sind selten so ausgeprägt, daß sie eine sichere Abgrenzung der Krankheitsbilder erlauben. Bezüglich der Leberfarbe hatte die klassische Regel, jeder Verschlußikterus weise eine grüne Farbe auf, schon längst eine Einschränkung erfahren; eindeutig ist hier nur das Dubin-Johnson-Syndrom (cholestaseähnliche Erkrankung) wegen seiner typischen blauschwarzen Farbe. Ebenfalls eindeutig sind die Oberflächenveränderungen der Leber bei primären Leberkarzinom und bei Metastasenlebern.

Beim Gros der unklaren Ikterusfälle kann durch die Laparoskopie zwar eindeutig eine Entscheidung getroffen werden, jedoch haben die Fortschritte auf den Gebieten Sonographie, endoskopisch-retrograde Cholangiopankreaticographie (ERPC) und perkutane transhepatische Cholangiographie (PTC) die Laparoskopie aus ihrer führenden Stellung in der Differentialdiagnose der Ikterusformen verdrängt. Heute erfolgt die Abklärung eines unklaren Ikterus in folgenden Stufen:

1. Laborchemische Untersuchungen,
2. Sonographie,
3. ERCP,
4. PTC,
5. Laparoskopie.

Den Chirurgen interessiert über die Differentialdiagnose des Ikterus hinaus die Frage des operationstechnischen Vorgehens zur Beseitigung der Galleabflußstörung bei mechanischem Ikterus.

Im allgemeinen laparoskopiert man nicht, wenn die Diagnose „mechanischer Ikterus" feststeht, da durch die Laparoskopie nicht geklärt werden kann, welche operativ-technischen Möglichkeiten zu dessen Beseitigung vorliegen. Eine Ausnahme bildet in begrenztem Umfang das zu vermutende Gallenblasenkarzinom. Bei diesem läßt sich durch Laparoskopie klären, ob die gesamte Wand karzinomatös verändert ist und eine Infiltration in der Leber oder gar Lebermetastasen festzustellen sind.

2.5.3 Portale Hypertension

Durch die Laparoskopie können selbst diskrete Veränderungen, die auf eine portale Hypertension hindeuten, sicher erfaßt werden. So können Zeichen der portalen Hypertension häufig bereits zu einem Zeitpunkt erkannt werden, an welchem Ösophagusvarizen weder radiologisch noch endoskopisch nachweisbar sind [6, 93].
Folgende Zeichen der portalen Hypertension finden sich bei der Laparoskopie:
- Gefäßstauung,
- Gefäßvermehrung,
- Splenomegalie,
- Aszites,
- Lymphgefäßstauung und Lymphzysten.

2.5.4 Beurteilung des Leberprozesses bei portaler Hypertension vor Shunt-Operationen

Auch für den Operationsplan bei nachgewiesener portaler Hypertension ist die Laparoskopie aus chirurgischer Sicht unerläßlich.
Es geht dabei nicht allein um die Gewinnung von Lebergewebe zur Feststellung, ob eine aktive oder ruhende Leberzirrhose bzw. eine Leberfibrose vorliegt, sondern auch um folgende Gesichtspunkte:
1. Beobachtet man in dieser Situation einen sanguinolenten Aszites, so ist dieser nur in Ausnahmefällen auf eine Peritonitis carcinomatosa als Folge eines Zirrhosekarzinoms der Leber anzusehen. Vielmehr ist der sanguinolente Aszites in solchen Fällen meist auf eine hämorrhagische Diathese bei akutem dystrophischem Schub der Leber zurückzuführen. Die operative Behandlung der portalen Hypertension muß in solchen Fällen unbedingt aufgeschoben werden, da sonst die Aussicht auf einen günstigen Ausgang gering ist [88].
2. Bei Vorliegen eines großen Milztumors bei nachgewiesenen Ösophagusvarizen muß daran gedacht werden, daß eine sich evtl. bereits über Jahre hinziehende Milzvenenthrombose vorliegt und die Ösophagusvarizen sich aufgrund der daraus entstandenen Wandveränderungen gar nicht mehr zurückbilden können. Eine dennoch erfolgende Shunt-Operation würde ebenfalls keinen günstigen Ausgang bringen.
   In solchen Fällen kann die gleichzeitige Splenoportographie während der Laparoskopie die Diagnose Milzvenenthrombose sichern.
   Eventuell kann zu einem späteren Zeitpunkt doch noch eine Shunt-Operation erwogen werden, dann aber unter der Voraussetzung, vorher zu klären, ob überhaupt eine Anastomosenmöglichkeit besteht [91].

2.5.5 Akute Pankreatitis

In der Literatur wird als weitere Indikation für die Laparoskopie oft die akute Pankreatitis genannt [37, 125].
Für diese Diagnose erscheint uns die chirurgische Laparoskopie entbehrlich.
In der Regel kann die Diagnose „akute Pankreatitis" nach lückenloser Anamneseerhebung (vorangegangene akute Pankreatitisattacken; Beginn nach Mahlzeit oder Alkoholgenuß; Alkoholismus), klinischem Untersuchungsbefund und röntgenologischem Ausschluß (Abdomenleeraufnahme) von Perforation (meist Magen oder Appendix) und Ileus oder Nachweis von Verkalkungen bereits mit hinreichender Sicherheit gestellt werden. Die Bestätigung dieser Verdachtsdiagnose wird dann durch die Enzymdiagnostik (Bestimmung von Amylase und Lipase im Serum und Urin) erreicht, die eine hohe Treffsicherheit aufweist [5, 97].

2.5.6 Pseudomyxoma peritonei

Unter Pseudomyxoma peritonei [177] versteht man makroskopisch ähnliche Krankheitsbilder, bei denen schleimige Massen den ganzen Peritonealraum ausfüllen können. Der Schleim stammt am häufigsten aus der Appendix oder den Ovarien (Pseudomyxoma peritonei ex appendice sive ex ovario), sehr selten aus einer Urachuszyste oder aus der Gallenblase. Durch allmähliche Durchwanderung der gedehnten dünnen Organwand (bei einer Mukozele der Appendix oder beim Vorliegen eines pseudomuzinösen Ovarialzystoms) oder durch Ruptur des Organs kommt es zum Austritt schleimbildender Zylinderepithelien aus den genannten Organen in die freie Bauchhöhle, wobei diese schleimbildenden Zylinderrepithelien als Autoimplantat am Peritoneum anwachsen, sich teilen und Schleim produzieren.
Tuchmann et al. [167] berichteten jüngst über einen Fall von pseudomuzinösem Zystadenom beider Ovarien, bei dem die Diagnose durch die Laparoskopie gestellt wurde.
Das Krankheitsbild ist so uncharakteristisch, daß die Diagnose nur durch Laparoskopie oder Probelaparotomie zu stellen ist. Die chirurgische Laparoskopie kann die Klärung herbeiführen und so die notwendige Operation als Elektiveingriff vorbereiten.

2.5.7 Peritonitis arenosa

Der Begriff Peritonitis arenosa wurde von Virchow [173] geprägt. Es handelt sich um eine äußerst seltene Erkrankung (insgesamt 20 Fälle in der Literatur), die durch das Vorkommen von sandkörperartigen verkalkten Gebilden auf dem Peritoneum gekennzeichnet ist.

Mikroskopisch sind Wucherungen endothelartiger Zellen im Lymphgefäßnetz der Serosa zu erkennen, in denen sich verschieden geformte hyaline, verkalkende und konzentrisch geschichtete Körperchen — ähnlich den Psammomen im Gehirn — finden.

Laparoskopisch sind die beschriebenen sandkörperartigen Gebilde auf dem Peritoneum deutlich erkennbar; die Biopsie und anschließende histologische Untersuchung sichern die Diagnose.

Eine ausführliche Beschreibung dieses Krankheitsbildes findet sich bei Schwegler [146].

2.5.8 Verwachsungsbauch

Häufig führen breitflächige Adhäsionen oder Bridenstränge als lokale Spätfolgen nach vorangegangenen Operationen oder Traumen zu unklaren abdominellen Beschwerdebildern. Es kann sich dabei um Adhäsionen mit und ohne Beeinträchtigung der Magen-Darm-Passage handeln.

Solche adhäsionsbedingte Beschwerden sind nur sehr schwer oder gar nicht röntgenologisch erfaßbar, andererseits erscheint in solchen Fällen die explorative Laparotomie zur Diagnosesicherung zu aufwendig und zu risikoreich; in diesen Fällen kann die chirurgische Laparoskopie eine Alternative darstellen. Sie trägt zur Klärung der Frage bei, ob überhaupt eine Laparotomie indiziert ist (z.B. wenn die erwarteten Adhäsionen unbedeutend sind oder gar fehlen [133]) oder ob nach dem Befund eine relative oder absolute Indikation zur Operation gegeben ist. Gerade bei „relativer" Indikation empfiehlt sich in den meisten Fällen dieser Art eine weitere Beobachtung unter konservativer Behandlung, da erfahrungsgemäß nicht selten nichtchirurgische Erkrankungen Ursachen der „unklaren Bauchbeschwerden" sind.

2.5.9 Mesenterialinfarkt

Weniger zuverlässig ist die Laparoskopie beim Vorliegen eines Mesenterialinfarkts.

Der fortgeschrittene Mesenterialinfarkt ist leicht zu erkennen. Im Frühstadium — noch beim Fehlen der hämorrhagischen Infarzierung, zu einem Zeitpunkt also, in dem die Operation noch erfolgversprechend ist — kann nur der Geübte die Ischämie der befallenen Schlinge erkennen; und das auch nur dann, wenn die betreffende Schlinge gerade im Gesichtsfeld liegt, was kaum jemals der Fall sein dürfte.

Wenn die betreffende Schlinge jedoch von anderen, gesunden Schlingen oder dem Omentum majus überdeckt wird, kann dieser falsch-negative Befund leicht zur Fehlbeurteilung führen. Bei klinisch begründetem Verdacht auf Mesenterialinfarkt darf ein negativer laparoskopischer Befund *keineswegs* zur Aufschiebung oder gar Unterlassung der Operation führen.

Die Laparoskopie kommt bei der Verdachtsdiagnose „Mesenterialinfarkt" nur selten zur Anwendung.

2.5.10 Tuberkulose und Sarkoidose

Tuberkulose und Sarkoidose sind Systemerkrankungen. Bei beiden ist das bevorzugt betroffene Organ die Lunge. Jedoch werden in einem hohen Prozentsatz auch intraabdominelle Manifestationen gefunden.

Haex und van Beek [45] und Korn et al. [76] fanden für die Tuberkulose eine Leberbeteiligung in 30 – 100%, Branson und Park [9], Longcope und Freimann [100], Richer und Clark [138] und Mather et al. [106] in Fällen von Sarkoidose eine Leberbeteiligung in 60 – 80% und eine der Milz in durchschnittlich 50%.

Zur histologischen Sicherung dieser Krankheitsbilder wird im allgemeinen die Leberblindpunktion durchgeführt [76, 106], seltener die Laparoskopie. Gerade auch sie kann jedoch in einem wesentlich höheren Prozentsatz als bei der Blindpunktion der Leberbefall verifiziert werden [8, 12, 115, 176].

Der Vorteil der Laparoskopie besteht darin, daß sie nicht nur die *gezielte* Biopsie, sondern darüber hinaus auch die Abschätzung der intraperitonealen Tuberkulose- oder Sarkoidosemanifestation erlaubt.

Sarkoidose. Die Bedeutung der Möglichkeit zur Abschätzung der intraperitonealen Beteiligung ergibt sich daraus, daß Laborparameter keinen sicheren Hinweis auf das Vorliegen bzw. das Ausmaß der hepatischen Beteiligung der Sarkoidose zulassen. Auch korrelieren *keineswegs* pulmonaler und intraabdomineller Befall in ihrer Ausdehnung: häufig findet sich nur ein geringer Leberbefall in bereits forgeschrittenem Stadium der Lungensarkoidose, umgekehrt weisen oft relativ unbedeutende Lungensarkoidosen ausgeprägte Leber- und/oder Milzbeteiligung auf.

Für die laparoskopische Milzbeurteilung bei Vorliegen einer Sarkoidose gilt, daß sie aus drei Gründen schwieriger ist als die der Leber:

1. Das Organ ist relativ schlecht einzusehen.
2. Es kann wegen der Blutungsgefahr nicht biopsiert werden, so daß also die histologische Sicherung fehlt.
3. Infolge der Eigenfärbung der Milz können die Granulome nicht immer mit Sicherheit erkannt werden.

Therapeutische Konsequenz der laparoskopischen Abschätzung der Sarkoidosemanifestation:
Ausgeprägte Leber- und Milzveränderungen sind eigenständige Erkrankungen, die einer gezielten Behandlung bedürfen.

Tuberkulose. Nicht so stark ist der Aussagewert der Laparoskopie zur Beurteilung der intraabdominellen Organmanifestation bei der Tuberkulose.
Röntgenologische, bakteriologische und immunologische Untersuchungsmethoden führen in der Regel zur richtigen Diagnose. Jedoch ermöglicht die Laparoskopie aufgrund der *schnellen* histologischen Sicherung − im Gegensatz zur länger dauernden bakteriologischen Untersuchung − ein schnelles Einsetzen der antituberkulären Therapie. Darin ist ihr Hauptwert zu sehen.
Weiterhin kann die Laparoskopie zur Diagnosesicherung bei Abdominaltuberkulose in den Fällen weiterhelfen, wenn sich diese lediglich als Azites unklarer Genese präsentiert. In solchen Fällen bietet die Laparoskopie eine Treffsicherheit von 86,6% [168].

2.5.11 Unklare Bauchtumoren

Finden sich bei der Palpation unklare pathologische Resistenzen im Abdomen und können diese durch entsprechende röntgenologische, sonographische, szintigraphische und computertomographische Untersuchungen nicht hinreichend zugeordnet werden, so kann in manchen Fällen die chirurgische Laparoskopie eine Klärung herbeiführen und so die notwendige Operation als Elektiveingriff − und nicht als Probelaparotomie − indizieren.
Zu denken ist an Retroperitonealtumoren, Echinokokkosen, Pankreaszysten, Neurofibrome etc.

2.6 Chirurgische Laparoskopie beim stumpfen Bauchtrauma

2.6.1 Indikationen

Ein wichtiges, wenn auch selteneres Anwendungsgebiet der chirurgischen Laparoskopie findet sich in der Traumatologie: das stumpfe Bauchtrauma mit Verdacht auf intraabdominelle Blutung, insbesondere bei mehrfachverletzten Patienten.
Zwar wurde von unserer [88 − 91, 184 − 186] wie auch von anderer Seite [2, 27 − 29, 34 − 38, 52, 125, 166] immer wieder die Klärung eines Ver-

dachts auf intraabdominelle oder retroperitoneale Blutung als Indikation genannt, dennoch hat die chirurgische Laparoskopie bis heute damit nur bei wenigen Chirurgen Anklang gefunden. Häufig befinden sich polytraumatisierte Patienten im hypovolämischen Schock, der durch das Schädel- oder Thoraxtrauma, durch Verletzungen der Extremitäten, durch Weichteilhämatome oder retroperitoneale Blutungen erklärt werden könnte; jedoch besteht vielfach Ungewißheit, ob nicht auch intraabdominelle Läsionen mit schweren Blutungen vorliegen.

Die Traumatisierung der Bauchwand oder Bewußtseinstrübungen erschweren dabei oft die klinische Untersuchung des Abdomens: häufig ist eine verstärkte Abwehrspannung nachweisbar, die zur Diagnose „peritonitische Reizung" verleitet, obwohl keine intraperitonealen Veränderungen vorhanden sind, oder die Abwehrspannung kann trotz intraabdomineller Blutung fehlen und so zu Fehlschlüssen führen.

Besondere Bedeutung erlangt dies bei Patienten mit Unempfindlichkeit infolge Zerebralsklerose oder hohen Alters und bei solchen mit Bewußtseinstrübungen infolge eines gleichzeitig vorliegenden Schädel-Hirn-Traumas [185, 186].

Die präoperative Klärung einer lebensbedrohlichen *intrathorakalen* Blutung ist durch Röntgenuntersuchung, Pleurapunktion und ggf. Bronchoskopie viel leichter möglich als die Sicherung einer intraabdominellen Blutung.

Der schwere traumatische Schock erlaubt bei Mehrhöhlenverletzungen selten eine Differenzierung, in welcher Höhle die das Leben am meisten bedrohende Blutung vorliegt.

Insbesondere bei gleichzeitigem Vorliegen eines Schädeltraumas kann die ohne Aufschub mögliche Laparoskopie von größtem Nutzen sein. Wir haben in vier Fällen dadurch Verzögerungen des operativen Eingreifens und Fehlentscheidungen vermeiden können: einmal durch gleichzeitigen Einsatz einer thorakalen und abdominalen Operationsgruppe zur raschen Stillung einer großen Lungenblutung links und einer Milzrupturblutung bei gleichzeitiger Zwerchfellruptur; zweimal bei schwerem Schädelhirntrauma mit gleichzeitiger Milzruptur und in einem weiteren Fall, als nach Sturz von einem Baugerüst aus 10 m Höhe sowohl eine intraabdominelle Blutung aus zerrissenen Mesenterialgefäßen und mehrfachen Leberrupturen als auch ein epidurales Hämatom vorlagen. Für polytraumatisierte Patienten, *insbesondere in hohem Lebensalter,* stellt die Probelaparotomie ein erhebliches zusätzliches Risiko dar. Die *chirurgische Laparoskopie* dagegen ist ein schonendes Verfahren, um in Zweifelsfällen eine rasche „Klärung des Situs" herbeizuführen.

Neuerdings wurde von Höllwarth und Breisach [52] auf die Bedeutung der chirurgischen Laparoskopie als Entscheidungshilfe bei Fällen von Milzruptur in der *Kinderchirurgie* hingewiesen: „Die Laparoskopie ergibt einen entscheidenden Vorteil, weil es dadurch möglich wird, das intraabdominelle Verletzungsausmaß zu beurteilen und auch allfällige Begleitverletzungen zu erfassen." In ihrem Erfahrungsbericht empfehlen sie ein differenziertes und möglichst milzerhaltendes Vorgehen im Kindesalter, da bei einem gewissen Prozentsatz der splenektomierten Kinder eine fulminante und nicht selten tödlich verlaufende Sepsis auftritt.

2.6.2 Laparoskopische Befunde

Folgende laparoskopische Befunde sind infolge von stumpfen Bauchtraumen möglich:

1. Bereits beim Anlegen der Lokalanästhesie wird *reichlich Blut* aspiriert.
2. Nach Einführen des Laparoskops findet sich *reichlich Blut* in der freien Bauchhöhle.
3. Nach Einführen des Laparoskops sieht man *Magen- oder Darminhalt oder Urin* auf und zwischen den Darmschlingen.

   In *diesen* Fällen wird der Gang der laparoskopischen Untersuchung sofort unterbrochen und die Laparotomie angeschlossen, da mit Sicherheit Verletzungen von Hohlorganen, von Leber und/oder Milz oder Läsionen von Mesenterialgefäßen vorliegen.

   Nicht die präzise Lokalisation der traumatischen Schädigung bestimmt das weitere Vorgehen (überdies ist die Blutungsquelle bei massenhaften Blutansammlungen in der Bauchhöhle kaum lokalisierbar!), sondern die Therapie (Vernähen oder Kleben von Leberrissen, Exstirpation der rupturierten Milz, Unterbindung blutender Mesenterialgefäße, Übernähen von Darmrupturen bzw. Resektion breitflächig zerstörten Darms etc.).

   Zu beachten ist, daß bei Vorhandensein freien Blutes in der Bauchhöhle abgesehen von den genannten Ursachen bei einem stumpfen Bauchtrauma auch die Ruptur eines Aortenaneurysmas als Blutungsquelle in Frage kommen kann. Das Blut muß auch nicht aus dem Intraperitonealraum stammen, sondern es kann sich möglicherweise um eine in den Bauchraum durchgebrochene retroperitoneale Blutung handeln.

   Selbstverständlich ändert dies nichts am taktischen Vorgehen: die Laparotomie ist zwingend notwendig!
4. Nach Einführen des Laparoskops finden sich nur *geringe Blutmengen* im Bauchraum.

   In diesem Fall kann zunächst − selbstverständlich nur unter strenger klinischer Kontrolle des Patienten und der entsprechenden Parameter (Puls, RR, Hb, Hkt, ZVD) − zugewartet werden, da wahrscheinlich nur kleine Gefäße lädiert sind oder die Parenchymverletzung (Leber) so gering ist, daß es spontan zu Sistieren der Blutung kommt oder bereits gekommen ist.

Cave: Fehlbeurteilungen der Blutmenge in der freien Bauchhöhle!
Auch der in der Laparoskopie Erfahrene kann sich täuschen.
Genaue Angaben über die Blutmenge sind *nie* möglich, sondern nur
grobe Schätzungen.
Jeder Operateur kennt die Fehleinschätzung von Blutungen bei Lapa-
rotomien.
Insbesondere durch das Anlegen des Pneumoperitoneums kann das
Blut in die Flanken abfließen, also absinken.

Deshalb ist bei *augenscheinlich* nur geringer Blutmenge im Bauchraum
trotz begründeten klinischen Verdachtes (Diskrepanz!) außer der exakten klinischen Überwachung (Puls, RR etc.) entscheidend wichtig das
besonders sorgfältige laparoskopische Absuchen des Raums unter den
Zwerchfellkuppeln, unter der Leber, in den Flanken und im Douglas-
Raum.
5. Nach Einführen des Laparoskops sieht man *peritoneale Petechien.*
   Diese sind Zeichen der Kontusion des Abdomens. Eine Laparotomie ist
   nicht erforderlich.
6. Nach Einführen des Laparoskops sieht man *Hämatome.*
   Möglich sind
   – subkapsuläre Hämatome in Leber und Milz (gedeckte Rupturen),
   – subperitoneale Hämatome (z.B. bei Beckenfrakturen),
   – Bauchwandhämatome (Zeichen der Bauchwandkontusion),
   – peritoneale Hämatome (bei retroperitonealen Blutungsherden),
   Auch in diese Fällen kann in Abhängigkeit vom klinischen Befund und
   der Kontrolle der entsprechenden Parameter (Puls, RR, Hb, Hkt,
   ZVD) abgewartet werden. Eine sofortige Laparotomie ist nicht erforderlich.

2.6.3 Alternativverfahren?

Häufig werden als Alternativverfahren die *Bauchpunktion* und die *Spüldrainage* genannt.
Insbesondere in angelsächsischen Sprachgebieten werden die Quadrantenpunktion und die diagnostische Spülung der Bauchhöhle nach Einlegen eines Dialysedrains zur Erkennung einer intraperitonealen Blutung eingesetzt [3, 180].

Diagnostische Bauchpunktion. Williams und Yurko [180] und Baker et al.
[3] gelang in über 80% ihrer Fälle der Nachweis einer intraperitonealen
Blutung durch Quadrantenpunktion; nach Giacobine und Siler [41] ist das
Resultat einer Quadrantenpunktion abhängig von der Menge des im Peri-

tonealraum vorhandenen Bluts (negatives Ergebnis bei Blutverlust unter 400 ml!); Ohlsen und Hildreth [122] kamen zu dem Schluß, daß negative Quadrantenpunktionen *keineswegs* massive intraperitoneale Blutungen auszuschließen vermögen; über ähnlich negative Ergebnisse berichtete Brittain [11].

Diagnostische Spüldrainage. Die Treffsicherheit der diagnostischen Spülung der Bauchhöhle zur Erkennung intraperitonealer Blutungen ist nicht nur zuverlässiger, sondern sogar als *hoch* einzuschätzen, jedoch kommen auch bei dieser Methode falsch-negative und falsch-positive Befunde vor [1, 28, 38, 70, 82, 122, 127, 135, 156, 172].
Einige Autoren [156] begründen die Bevorzugung der Peritoneallavage mit der Möglichkeit der kontinuierlichen Verlaufsbeobachtung.
Das Aussehen der zurückgewonnenen Spülflüssigkeit genügt zur Abschätzung der Größe der Blutung.

Beurteilung dieser „Alternativverfahren" im Vergleich zur chirurgischen Laparoskopie. Die chirurgische Laparoskopie ist weder gefahrvoller noch technisch aufwendiger als die genannten Methoden.
Zudem erlaubt die chirurgische Laparoskopie selbst in Fällen, bei denen weder durch die Bauchpunktion noch durch die diagnostische Spüldrainage eine Klärung erzielt werden kann, eine intraabdominelle Blutung mit nahezu 100%iger Sicherheit zu erkennen. Darüber hinaus ermöglicht sie häufig noch die präoperative topographische Klärung einer Blutungsquelle oder Perforation. Das vermag das operationstaktische Vorgehen erheblich zu erleichtern (Schnittführung!).
Zu beachten ist, daß bei stumpfem Bauchtrauma mit wirklich zweifelhafter Indikation zur *Laparotomie* die *Laparoskopie* grundsätzlich unter solchen Voraussetzungen durchgeführt wird, daß unverzüglich und ohne weitere Vorbereitung die Laparotomie angeschlossen werden kann.
Technische Besonderheiten der Laparoskopie in der Beurteilung des stumpfen Bauchtraumas sind in Abschnitt 3.6.2 beschrieben.

2.7 Postoperative Frühlaparoskopie nach abdominellen Operationen

Die Laparoskopie unter chirurgischen Gesichtspunkten spielt in der postoperativen Frühphase eine *untergeordnete* Rolle. Dennoch sind einige Hinweise zur Indikation und Durchführung angezeigt:
1. Wird nach abdominellen Operationen die Bauchhöhle drainiert und liegt die Drainage in der Gefahrenzone, so erfassen wir Blutung, Nahtinsuffizienz, Fistelung i. allg. durch die Drain-Absonderung, das klinische Gesamtbild und evtl. − bei Nahtinsuffizienz − durch den Gastro-

grafintest. Wurde jedoch bei dem abdominellen Eingriff *keine* Zieldrainage eingelegt oder drainiert der einlegte Drain postoperativ nicht, dann kann eine Nachblutung *nur* von der klinischen Gesamtsituation her vermutet und diagnostiziert werden. Normalerweise reicht dies für die Begründung der Relaparotomie. In (sehr seltenen) *zweifelhaften* Fällen kann die Indikation zur Relaparotomie durch eine postoperative Frühlaparoskopie untermauert werden, wie zwei Fälle aus Lindenschmidts [91] Krankengut veranschaulichen:
Nach einer Magenresektion ohne Drainage wurden eine Netzblutung (Lösung einer Ligatur?) und nach einer Gastrektomie eine Arrosionsblutung in der Milzloge laparoskopisch erfaßt. Die sofort angeschlossenenen Relaparotomien bestätigten die Sickerblutungen.

2. In der postoperativen Frühphase ist für die Durchführung der chirurgischen Laparoskopie die Lokalisation der Laparotomie-Inzisionen nicht unerheblich. Die Technik der propagierten Querinzision kann die „regionale" Laparoskopie blockieren oder sie sogar unmöglich machen.

3. Bei der postoperativen Frühlaparoskopie empfiehlt sich die *manuelle* dosierte Anlegung des Pneumoperitoneums (der Laparoflator sollte keine Verwendung finden!). Nur so sind Zerreissungen frischer Adhäsionen samt den daraus resultierenden möglichen Blutungen und/oder Serosaläsionen vermeidbar.

Selbstverständlich kann die Indikation zur Relaparotomie nach abdominellen Operationen in nahezu allen Fällen — insbesondere bei eingelegten Zieldrainagen — ohne Frühlaparoskopie gestellt werden. In Zweifelsfällen jedoch kann die chirurgische Laparoskopie als wenig aufwendige und schonende Methode diese Indikation untermauern und so die Entscheidung zur Relaparotomie erleichtern oder die Relaparotomie ersparen.

2.8 Komplikationen der chirurgischen Laparoskopie

Wie bei jeder invasiven diagnostischen Untersuchungsmethode und wie bei jeder Operation überhaupt, muß sich der Chirurg auch bei der chirurgischen Laparoskopie an bewährte Standardmethoden halten (Wahl des Einstichs für die Anlage des Pneumoperitoneums, für den Laparoskoptrokar etc.) und darüber hinaus genauestens orientiert sein über die technischen Besonderheiten der Methode in diffizileren Fällen (z.B. Verwachsungsbauch, s. 3.6.1 und über die Komplikationsmöglichkeiten).
Sind die in Tabelle 2 aufgeführten Voraussetzungen erfüllt, so ist die Belästigung des Patienten durch die chirurgische Laparoskopie äußerst gering. Der Eingriff dauert in der Regel ca. 15 — 20 min von der Anlage der Lokalanästhesie bis zur Hautnaht der Inzisionswunde für den Laparoskoptrokar.

Tabelle 2. Wichtige Voraussetzungen für die chirurgische Laparoskopie

1. Differenzierte Aufklärung des Patienten vor und während des Eingriffs
2. Entsprechende Organisationsvorbereitung des Patienten
3. Sichere Beherrschung der Untersuchungstechnik
4. Kenntnis und Beherrschung der Komplikationsmöglichkeiten

Der Patient verspürt nur die Einstiche für die Lokalanästhesie (für die Anlage des Pneumoperitoneums und für das Einführen des Laparoskoptrokars).

In seltenen Fällen verspürt der Patient einen Dehnungsschmerz des Peritoneums beim Einführen des Laparoskoptrokars – es empfiehlt sich zu diesem Zeitpunkt 5 – 10 mg Diazepam (Valium) i.v. zu verabreichen.

Manchmal, aber nicht regelmäßig, verspürt der Patient durch den Druck des Pneumoperitoneums eine leichte Atembehinderung, jedoch *keine* Schmerzen.

Wichtig ist jedoch, grundsätzlich jedem Patienten sowohl vor als auch *während* der chirurgischen Laparoskopie in leicht verständlichen Worten das genaue Procedere mitzuteilen, so daß auch dem ängstlichen Kranken die Furcht genommen und ihm eine positive Einstellung zur Untersuchung vermittelt wird.

Dieses geradezu *pedantische* Vorgehen der Aufklärung hat sich sehr bewährt. Jedoch kann es trotz differenzierter Aufklärung und Operationsvorbereitung des Patienten und trotz sicherer Beherrschung der Untersuchungstechnik zu Komplikationen kommen.

2.8.1 Letalität

Über die Letalität der Laparoskopie finden sich in der Literatur folgende Angaben:

Kalk und Wildhirt [62] verzeichneten unter 6462 Laparoskopien 2 Todesfälle (0,03%), Look [104] errechnete bei 21387 Laparoskopien eine Letalität von 0,014% und Henning et al. [47] unter 3100 Laparoskopien eine Letalität von 0,032%. In der ersten großen Übersichtsarbeit über die Komplikationen der *internistischen* Laparoskopie gibt Brühl [13] eine Letalität von 0,029% bei 63845 Laparoskopien an. Für die *gynäkologische* Laparoskopie wurde anhand von groß angelegten Erhebungen des Komplikationskomitees der American Association of Gynecologic Laparoscopists (AAGL) [53, 128 – 131, 152] bei mehr als 750000 Laparoskopien eine Letalität von 0,007% genannt. Semm [148] gibt für 261570 gynäkologischen Laparoskopien eine Letalität von 0,084% an. Vergleicht man die-

se Letalitätsraten, so ist das Risiko einer Probelaparotomie mit 2,4% [33,
71] unvergleichlich höher als das der Laparoskopie. Dabei ist noch zu bedenken, daß es sich bei den Angaben von Kalk und Wildhirt [62], Look
[104], Henning et al. [47] und Brühl [13] um die Letalitätsquote bei inter-
nistischer Indikation, also um die internistische Laparoskopie, handelt.
Als häufigste Todesursache wird die Peritonitis genannt, an zweiter Stelle
steht das Verbluten. Die Peritonitis ist dabei nicht eigentlich als Folge des
laparoskopischen Eingriffes anzusehen, sondern ist durch Galleaustritt
nach Leberpunktion bei extrahepatischer Verschlußkrankheit bedingt.
In unserem Krankengut von mehr als 1000 Laparoskopien ist kein Todes-
fall zu verzeichnen.

2.8.2 Sonstige Komplikationen

Für die Beurteilung des Risikos einer invasiven Untersuchungsmethode
genügt nicht die Nennung der Letalität, vielmehr müssen auch die nicht
tödlich ablaufenden Zwischenfälle aufgezeigt werden.
Folgende Komplikationsmöglichkeiten sind in der Literatur angegeben:
a) *Bei der Anlage des Pneumoperitoneums*
   - Bauchdeckenemphysem,
   - Netzemphysem,
   - Darminsufflation,
   - Herzrhythmusstörungen bis zum Schockzustand.
b) *Beim Einstechen des Laparoskoptrokars*
   - Bauchdeckenblutung,
   - Organverletzungen mit dem Trokar (linker Leberlappen, Netz, Ma-
     gen),
   - Einrisse von Adhäsionen mit Blutungen.
c) *Bei der Entnahme von Biopsien*
   - Nachblutungen aus dem biopsierten Organ,
   - Cholorrhoe nach Leber-PE.

Die überwiegende Anzahl der Komplikationen ereignet sich bei dem Anlegen des Pneumoperitoneums, also beim Einführen der Veress-Kanüle. In
der Regel handelt es sich um harmlose Komplikationen, dennoch ist dieser
Phase der Untersuchung besondere Sorgfalt zu widmen. Durch richtige
Technik lassen sich die gesamten Komplikationen vermeiden.
Bauchdecken- und Netzemphyseme erschweren zwar gelegentlich die Untersuchung, sind jedoch nicht als bedrohlich anzusehen. Nach kurzem
Abwarten wird das Gas vom Körper folgenlos resorbiert. Die Insufflation
des Gases in den Darm ist an dessen Abgang per vias naturales oder am
einseitigen „Aufblasen" des Leibes erkennbar, so daß die Insufflationska-

nüle sofort zurückgezogen werden kann. Die *Darmperforation* führt dabei erstaunlicherweise nie zu einer Peritonitis (Literaturangaben, keine eigenen Erfahrungen).

Herzrhythmusstörungen bis zum Schockzustand sind durch Überwachung des Patienten und adäquate Infusionstherapie während des Eingriffs vermeidbar (in unserem Krankengut von mehr als 1000 chirurgischen Laparoskopien findet sich kein Fall).

Wichtiger sind die bedrohlichen, unter b) und c) genannten Komplikationen, die zwar selten sind und nur teilweise in der Literatur veröffentlicht wurden oder aus anderen Kliniken bekannt geworden sind.

Bei größeren Blutungen aus (mit Trokar oder PE-Instrumentarium) verletzten Organen oder Adhäsionen ist die *sofort* anschließend erfolgende Laparotomie zwingend notwendig.

In unserem Krankengut findet sich nur ein solcher Fall: Verletzung des linken Leberlappens einer übergroßen Leber beim Einstechen des Laparoskoptrokars, die zur sofortigen Laparotomie zwang [87]. Diese Komplikation trat in der Anfangszeit unserer chirurgischen Laparoskopien auf. Bei unserem heutigen Vorgehen und der heutigen Technik halten wir eine Wiederholung für vermeidbar.

Die bei der *internistischen* Laparoskopie im Vordergrund der Komplikationen stehende Cholorrhoe ist bei der chirurgischen Laparoskopie in der Regel nicht anzutreffen.

In der Literatur der letzten beiden Jahre finden sich neben den genannten noch folgende seltene Komplikationen:

Ortmans et al. [123] berichten über den seltenen Fall der Verletzung einer Adhäsion nach Gallenoperation, die zu einer Milzmassenblutung führte. McDonald et al. [107] schildern die Läsion eines großen Blutgefäßes; Homburg und Sedal [51] beobachteten eine Verletzung der Harnblase; in allen drei Fällen war die sofortige Laparotomie erforderlich. Root et al. [140] referieren einen Fall von letaler Gasembolie nach Pneuanlage mit CO_2 und Dobronte et al. [23] verzeichnen den wohl einmaligen Fall der Entstehung lokaler Tumormetastasen an den Einführungsstellen der Pneupunktionsnadel und des Laparoskoptrokars bereits 2 Wochen nach der Laparoskopie.

2.9 Kontraindikationen

Internistische und chirurgische Laparoskopie erfolgen in Lokalanästhesie im Gegensatz zur gynäkologischen Laparoskopie, bei der in der Regel eine Allgemeinanästhesie durchgeführt wird.

Aus diesem Grunde ähneln sich auch die Kontraindikationen der internistischen und chirurgischen Laparoskopie. Geringe Unterschiede sind lediglich dadurch begründet, daß die chirurgische Laparoskopie unter voller Operationsbereitschaft im Operationssaal ausgeführt wird.

Zu nennen sind folgende Kontraindikationen:
Reizleitungsstörungen des Herzens, Kreislaufinsuffizienz, schwere kardiale oder pulmonale Dekompensation, hämorrhagische Diathesen, große Zwerchfellhernien.
Verwachsungen nach Operationen oder Traumen stellen keine Kontraindikationen dar (s. 3.6.1).
Die geringe Belastung durch die chirurgische Laparoskopie und ihre niedrige Komplikationsrate erlauben, die Indikation relativ weit zu stellen; dazu gesellt sich noch der Umstand, daß die meisten chirurgischen Laparoskopien während eines stationären Krankenhausaufenthalts durchgeführt werden, so daß die Möglichkeiten der optimalen Vorbereitung und Überwachung des Patienten bei und nach dem Eingriff die Risiken beträchtlich vermindern.

2.10 Zentraler Venendruck bei der chirurgischen Laparoskopie

Um das Risiko bei Patienten mit Herz-Kreislauf-Insuffizienz korrekt einschätzen zu können, wurden Untersuchungen des zentralen Venendrucks in den verschiedenen Phasen der chirurgischen Laparoskopie bei kreislaufgesunden Personen durchgeführt.
Die Messung des zentralen Venendrucks wurde über einen zentral gelegenen Venenkatheter während der chirurgischen Laparoskopie bei 20 Patienten durchgeführt, wobei jeweils kontinuierlich die einzelnen Untersuchungsphasen aufgezeichnet wurden.
Die Messung des zentralen Venendrucks erfolgte vor Beginn der Untersuchung, bei der Anlage des Pneumoperitoneums und bei den Lageänderungen des Patienten während der Laparoskopie. Der Vergleich erfolgte jeweils mit den gemessenen Ausgangswerten des zentralen Venendrucks vor Beginn der Untersuchung.
Schon bei der Gasinsufflation in den Abdominalraum kam es zu einer Drucksteigerung von durchschnittlich 3,5 cm H_2O; dieser Druckanstieg wird durch die Kompresssion, die das Pneumoperitoneum auf die Vena cava ausübt, hervorgerufen.
Auch bei den Lageänderungen des Patienten kam es zu einer Variation des zentralen Venendrucks: eine Kippung des Operationstisches in Kopfhochlagerung bewirkte ein Absinken des zentralen Venendrucks um durchschnittlich 2 cm H_2O, eine Kippung in Kopftieflage ein Ansteigen des zentralen Venendrucks um 1,5 cm. Seitwärtskippungen des Tisches verursachten keine signifikanten Änderungen des zentralen Venendrucks.

Eine Normalisierung des zentralen Venendrucks fand sich in allen Fällen nach Beendigung der laparoskopischen Untersuchung.

Klinische Folgerungen. Durch die Anlage des Pneumoperitoneums wie auch durch die Lageänderungen während der chirurgischen Laparoskopie kommt es zu einer Kreislaufbelastung mit entsprechenden Regulationsstörungen.
Diese Ergebnisse korrelieren mit denen von Bräunling [10], Burri [16] und Toepser [165].
Die klinische Folgerung daraus ist, vor Beginn der laparoskopischen Untersuchung eine Infusion mit Basislösung anzulegen, um im Fall von Komplikationen sofort i.v. injizieren oder infundieren zu können.

2.11 Grenzen der chirurgischen Laparoskopie

Fachliche Grenzen werden determiniert durch die klinisch faßbaren Kontraindikationen und die der Methode aufgezwungenen lokalen und instrumentellen Beschränkungen. Darüber hinaus sind Hinweise auf juristische und ethische Grenzen erforderlich.

1. Es gibt auch bei sorgfältig erwogener chirurgischer Laparoskopie voraussehbare und unerwartete Komplikationen. Unter vielen Ärzten ist immer noch der Irrtum verbreitet, folgenschwere oder gar tödliche Komplikationen nach diagnostischen oder therapeutischen operativen Eingriffen würden juristischerseits als Behandlungsfehler (früher: „Kunstfehler") gewertet.
   Ein Behandlungsfehler liegt aber nur dann vor, wenn dem Arzt *Fahrlässigkeit* nachgewiesen werden kann.

2. Der Paragraph 226A StGB besagt, daß eine vorsätzliche Körperverletzung (in diesem Fall der operative Eingriff) nur dann straffrei bleibt, wenn er mit *juristisch wirksamer Einwilligung* geschieht und „nicht gegen die guten Sitten verstößt". Juristisch wirksam ist eine Einwilligung seitens des Patienten nur dann, wenn eine dem Patienten verständliche Aufklärung erfolgt ist.
   Wir sind also verpflichtet, alle Fragen unserer Patienten hinsichtlich Diagnose, Indikationsstellung und möglicher Komplikationen wahrheitsgemäß zu beantworten, darüber hinaus müssen Alternativmethoden genannt werden, falls durch diese die Beschwerden zu klären oder zu behandeln sind.

3. Nicht allein aus juristischen, sondern ebenso sehr aus ethischen Gründen sollten wir das uneingeschränkte „nil nocere" gelten und entscheiden lassen.

So ist es unvertretbar, alten oder gefährdeten Patienten unter Mißachtung anderer diagnostischer Möglichkeiten oder etwaiger Kontraindikationen eine spezielle Untersuchung zuzumuten. Nehmen wir als Maßstab, ob wir bei uns selbst in gleicher Situation die gleiche Untersuchung oder Behandlung durchführen lassen würden!

2.12 Probelaparotomie oder chirurgische Laparoskopie?

Die weit verbreitete Meinung, eine Probelaparotomie habe noch keinem Patienten geschadet, und „die Laparoskopie führe nur derjenige durch, der zu Unrecht Angst vor der Laparotomie habe", bedarf kaum einer Widerlegung.

Auch mindert der Einwand, die chirurgische Laparoskopie erlaube nicht die so wichtige Organ- oder Gewebepalpation, keineswegs folgende *Vorzüge der chirurgischen Laparoskopie* gegenüber der Probelaparotomie:

- Sie ist nicht – wie selbst kurz dauernde Laparotomien – durch Wundinfektion, Fasziendehiszenzen („Platzbauch"), Thrombophlebitiden, Thrombosen mit und ohne Embolien belastet.
- Sie ist eine für den Patienten wenig belästigende Methode, dennoch effektiv und in vielen Fällen effektiver als die Probelaparotomie. Besonders im Greisenalter, das oft durch mehrere Organfunktions- oder Stoffwechselstörungen belastet ist, bedeutet selbst der kleinste operative Eingriff eine erhebliche Belastung und Gefährdung für den Patienten.
- Sie erlaubt Verlaufsbeobachtungen bei der Chemotherapie maligner Tumoren, bei denen wiederholte Probelaparotomien absolut unvertretbar wären.
- Sie ermöglicht bei stumpfen Bauchtraumen mit wirklich zweifelhafter Indikation zur Laparotomie eine Klärung des Situs.
- Sie kann als schonendes Verfahren in der Begutachtung postoperativer oder posttraumatischer Folgezustände eingesetzt werden.
- Sie schneidet in der Kosten-Nutzen-Analyse wesentlich besser ab als die Probelaparotomie (geringer Aufwand, kurzfristiger stationärer Krankenhausaufenthalt, in günstigen Fällen sogar ambulante Durchführung) [19].
- Ihre Letalität liegt bei 0,014%, die der explorativen Laparotomie dagegen bei 2,6% [33, 50, 71, 80].

So sollte sich der Chirurg mit dem Gedanken vertraut machen, daß er mit dem Laparoskop viele Organe besser inspizieren kann als bei einer Probelaparotomie.

2.13 Weitere Ziele

Der chirurgischen Laparoskopie sind für die nahe Zukunft zu wünschen: die Verbreitung der Methode in unserem Fachgebiet, der Abbau der Probelaparotomien zugunsten der chirurgischen Laparoskopie, der Ausbau der therapeutischen Laparoskopie und die Einbeziehung der chirurgischen Laparoskopie in die Begutachtung.

1. *Verbreitung der chirurgischen Laparoskopie in der Chirurgie.* Bei der Entwicklung der Methode gingen viele Anregungen und technische Verbesserungen immer wieder von Chirurgen aus, auch wurde regelmäßig in der langen Geschichte der Laparoskopie die Forderung nach einer chirurgischen Laparoskopie gestellt. Dennoch konnte sich dieses für den Patienten schonende und gleichzeitig für die Diagnosesicherung hocheffektive Verfahren nicht durchsetzen.

2. *Abbau der Probelaparotomien zugunsten der chirurgischen Laparoskopie.* Die in Abschnitt 2.12 dargestellten Vorzüge der chirurgischen Laparoskopie gegenüber der explorativen Laparotomie zwingen geradezu zu einem Abbau der Probelaparotomien. An deren Stelle sollte in vielen Fällen die „laparoskopische Exploration der Bauchhöhle" [95] treten.

3. *Ausbau der therapeutischen Laparoskopie.* Hier ist an folgende Möglichkeiten zu denken:
   a) Durchtrennung kleiner, gefäßarmer bzw. gefäßfreier Adhäsionen,
   b) Stillung kleinerer Blutungsquellen bei stumpfem Bauchtrauma.

4. *Einbeziehung der chirurgischen Laparoskopie in die Begutachtung.* In der Begutachtung posttraumatischer und postoperativer abdomineller Beschwerden vermag die chirurgische Laparoskopie eine eindeutige Lücke hinsichtlich der Vermeidung von Fehlbeurteilungen zu schließen. Lokale Spätfolgen nach Traumen und Operationen (z.B. breitflächige Adhäsionen mit und ohne Beeinträchtigung der Magen-Darm-Passage) können sicher erfaßt werden und die Diagnose „Adhäsionsbeschwerden" untermauern. Andererseits kann − im Fall des Fehlens von Adhäsionen − die Verlegenheitsdiagnose „Verwachsungsbauch" ausgeschlossen und vermieden werden.

2.14 Neue Wege der Laparoskopie

Unter dieser Rubrik sind die Versuche des Ausbaus der konventionellen Laparoskopie und deren Integration in die Routinediagnostik zu nennen.
Es handelt sich dabei um die Pankreoskopie und die Retroperitoneoskopie. Während über die Pankreoskopie bereits viele Erfahrungsberichte vorliegen und sie an einzelnen Zentren mit günstigen Erfolgen geübt wird [48,

112, 113], unseres Erachtens jedoch eine endgültige Wertung dieser Methode zum jetzigen Zeitpunkt noch nicht möglich ist (s. 2.4.1.3), befindet sich die Retroperitoneoskopie noch im Versuchsstadium. Kaplan et al. [63] berichten über Tierversuche, bei denen mit dieser Methode Nieren, Ureter, Nebennieren, Vena cava und Aorta untersucht werden konnten. Sie hoffen, diese Methode auch in der Humanpathologie zur Diagnose, Differentialdiagnose und zum Staging retroperitonealer Erkrankungen einsetzen zu können.

Über eine weitere technische Neuheit berichtete 1978 Dingfelder [22]. Er nahm 301 Laparoskopien ohne vorheriges Anlegen eines Pneumoperitoneums vor und meint, dadurch die durch die Anlage des Pneumoperitoneums möglichen Komplikationen ausschalten zu können. Es scheint sich bei diesem Vorgehen eher um ein Kuriosum als um eine Verbesserung zu handeln.

2.15 Chirurgische Laparoskopie in der Weiterbildung und Fortbildung

Die Endoskopie, hier speziell die Laparoskopie, als Hilfsmittel zur Diagnostik und Differentialdiagnose spielt auch für die Weiterbildung zum Facharzt eine wichtige Rolle [50, 116, 169].

Jeder Chirurg, der eine moderne „Bauchchirurgie" betreibt, sollte sich *selbst* Kenntnisse auf endoskopischem Sektor aneignen und *nicht* „seine Kranken" durch fachfremde Disziplinen beurteilen lassen. Der *Chirurg* führt die Laparoskopie wie auch andere Methoden der Endoskopie teilweise unter völlig anderen Gesichtspunkten durch als z.B. der Internist. Den Chirurgen interessiert auch die Differentialdiagnose der einzelnen Krankheitsbilder, darüber hinaus stehen aber für ihn die Aussagen über die Notwendigkeit einer Operation (z.B. beim stumpfen Bauchtrauma) oder über die Operationsmöglichkeit (z.B. Klärung der Operabilität von Tumoren) im Vordergrund der endoskopischen Verfahren. Hier kann er sich nicht auf Aussagen und Entscheidungen anderer Disziplinen verlassen (dies ist kein Mißtrauen!), sondern muß sich sein eigenes Urteil bilden, da nur er die Operationstaktik exakt planen kann.

Ähnliches trifft für die laparoskopische Nachuntersuchung operativ behandelter Kranker zu. Nur der Chirurg kann eine fachgerechte Aussage (beispielsweise über den Verlauf eines operierten Tumors) machen, da er den intraoperativen Situs und die von ihm angewandte Operationstechnik kennt und diese in seine Überlegungen miteinbeziehen kann. Von einem Nichtchirurgen könnten daraus resultierende Veränderungen fälschlicherweise als pathologisch eingestuft und sogar als Fehler gewertet werden.

Aus diesen Gründen erscheint eine Ausbildung der zukünftigen Fachärzte für Chirurgie in den endoskopischen Verfahren, speziell auch in der Laparoskopie, sinnvoll.

Um eine solche Ausbildung zu gewährleisten, wird an der II. Chirurgischen Abteilung des Allgemeinen Krankenhauses Barmbek in Hamburg jeder sich in der Facharztweiterbildung befindliche Kollege auch in der Methode der chirurgischen Laparoskopie geschult. Aus grundsätzlichen Erwägungen heraus erfolgt die Unterweisung durch den Chefarzt oder durch die Oberärzte, zumindest durch einen Facharzt.

Ein wichtiger Grund dafür ist folgender:

Gerade in der Chirurgie, wo jeder angehende Chirurg ja operieren will, wird alles Nichtoperative leicht als „für den Chirurgen weder adäquat noch nutzvoll", ja geradezu als ihn „disqualifizierend" abgetan und belächelt. So ist es gleichermaßen Herausforderung und Aufgabe, dem Anfänger das Sinnvolle und Nutzbringende dieses Verfahrens, seine Vor- und Nachteile und seine Grenzen aufzuzeigen. Ich plädiere dabei *keineswegs* für eine *totale* Endoskopie, sondern ich halte die Laparoskopie für wert, als eines vieler Hilfsmittel in die differentialdiagnostischen Erwägungen einbezogen zu werden.

3 Technischer Teil

3.1 Voruntersuchungen

Bei der chirurgischen Laparoskopie handelt es sich in der Regel um Eingriffe bei stationären Patienten, so daß vor dem Eingriff meist somatische, blutchemische und die wichtigsten Röntgenuntersuchungen durchgeführt worden sind.

Im Falle der ambulanten chirurgischen Laparoskopie ist folgendes Minimaluntersuchungsprogramm erforderlich:

1. Körperliche Untersuchung,
2. EKG mit mindestens drei Brustwandableitungen zum Ausschluß eines Herzinfarkts,
3. Röntgen des Thorax in zwei Ebenen,
4. Blutzucker und Harnstoff-N (Schnelltests),
5. Prothrombinzeit und Thrombozytenzahl, um gröbere Störungen der Blutgerinnung ausschließen zu können.

3.2 Aufklärung des Patienten

Die Laparoskopie stellt einen zwar relativ harmlosen Eingriff dar, dennoch muß — wie bei jeder anderen Operation — eine adäquate Aufklärung des Patienten seitens des die chirurgische Laparoskopie vornehmenden Arztes erfolgen. Dies erfolgt gleichermaßen zum Schutz von Patient *und* Operateur. Bei der Aufklärung ist wichtig, dem Patienten das eigentliche Verfahren verständlich zu machen und ihn auf Alternativmethoden hinzuweisen. Desgleichen müssen Risiko des Eingriffs und gewähltes Anästhesieverfahren — bei der chirurgischen Laparoskopie in der Regel Regional-, selten Allgemeinanästhesie — genannt werden.

An den staatlichen Hamburger Krankenhäusern und am Städtischen Klinikum Braunschweig wird nach diesem Gespräch das auf S. 44 dargestellte Formular ausgefüllt und von beiden „Parteien" unterschrieben. Dieses Formular wird in der jeweiligen Landes- bzw. Muttersprache des Patienten bereitgehalten. Das Formular ist erhältlich über die Druckerei der Gefängnisbehörde Hamburg, Am Hasenberge 26, 2000 Hamburg 63. Zusätzlich zu dieser „Einwilligung" unterschreibt der Patient die auf S. 45 dargestellte „Zustimmung zur Bauchspiegelung".

Aufnahmeakte-Nr. __________________

Vor- und Zuname des Patienten

RENA-Abdruck
oder
Druckschrift

Patient: . . . .   ____________________________________

Aufklärender Arzt: . . . .   ____________________________________

Vorgesehene Maßnahmen: . . . .   ____________________________________

Vorgesehene Betäubungsart: . . . .   ____________________________________

Einwilligungserklärung
für einen ärztlichen Eingriff

Ich wurde heute in einem Gespräch darüber unterrichtet, daß die obengenannte Maßnahme bei mir durchgeführt werden soll.

Über Art, Zweck und Hergang des Eingriffs, sowie über seine wesentlichen Vor- und Nachteile und Risiken, auch im Vergleich zu anderen Methoden der Untersuchung/Behandlung/Operation*) und zum Unterlassen des Eingriffs, wurde ich mündlich informiert. Besondere Probleme bei mir, kamen ausführlich zur Sprache. Ich bin auf mögliche körperliche, seelische und berufliche Schwierigkeiten in der Zeit nach dem Eingriff hingewiesen worden.

Eine Aufklärung über weitere Einzelheiten wünsche ich nicht/erfolgte, soweit ich es wünschte/insbesondere wurde ich auf die Broschüre*) _____________________________________
hingewiesen. Meine Fragen wurden vollständig und verständlich beantwortet. Mir ist bekannt, daß für einen Erfolg der Maßnahme keine Garantie übernommen werden kann, und daß sich unter Umständen erst während des Eingriffs eine Erweiterung oder Änderung der geplanten Maßnahme ergeben kann.

Über das erforderliche Verhalten vor und nach dem Eingriff wurde ich belehrt.

Ich versichere, daß ich in der Krankheitsvorgeschichte alle mir bekannten Leiden und Unregelmäßigkeiten (z. B. Allergien) genannt habe, die Kerz, Kreislauf, Blutgerinnung, Lunge, Leber, Nieren, Hirn (z. B. Krampfneigung) und andere Organe betreffen, und erkläre mich mit der Heranziehung früherer Krankenblattunterlagen einverstanden.

Nach hinreichender Überlegungszeit erkläre ich mich mit der vorgesehenen Maßnahme und Methode sowie mit erforderlichen Erweiterungen und Änderungen einverstanden.

____
*) Nichtzutreffendes streichen

_____________________________________   _____________________________________

Patient   Arzt; zugleich Beglaubigung der Patientenunterschrift

____

Angehöriger/gesetzlicher Vertreter

Hinweis für den behandelnden Arzt

Wird von der Einholung einer schriftlichen Einverständniserklärung abgesehen, so ist ein entsprechender Vermerk in der Krankengeschichte zu machen. Auf die Dienstanweisung über die Einholung der Einverständniserklärung von Krankenhauspatienten vor ärztlichen Eingriffen vom 4. 9. 1961 in der Fassung vom 7. 2. 1964 wird hingewiesen.
EVJ 4 − 1 80 −

Zustimmung
zur Bauchspiegelung (Laparoskopie)

Name des Patienten:

Geburtsdatum:

Vorgesehener Eingriff: Laparoskopie

Die Bauchspiegelung dient zur Betrachtung der Bauchorgane, z. B. Magen, Leber, Gallenblase.

Die Untersuchung wird im allgemeinen in örtlicher Betäubung, selten in Vollnarkose vorgenommen.

Für ihre Durchführung sind erforderlich:

1. Einführung einer Nadel im linken Unterbauch — selten an anderer Stelle — zur Einfüllung eines völlig unschädlichen Gases in die Bauchhöhle.

2. Ein ca. 1 cm langer Einschnitt im allgemeinen links oberhalb des Nabels — selten an anderer Stelle — zur Einführung des Untersuchungsinstrumentes.

Durch das eingeführte Instrument können Zusatz-Instrumente für Gewebeentnahmen, Durchtrennung von Verwachsungen, Stillung kleiner Blutungen etc. eingeführt werden.

Mögliche Komplikationen: durch das Instrument sichtbare und kontrollierbare Blutungen in der Bauchhöhle, sehr selten Verletzungen der Bauchorgane, z. B. der Leber, des Darms, des Magens oder der Milz.

Gelegentliche Beschwerden nach der Untersuchung: Völlegefühl im Bauch, vorübergehende, leichte Atembehinderung, manchmal Herz- und Kreislaufbeschwerden, auch nach Beendigung der Untersuchung und Entfernung des eingefüllten Gases aus der Bauchhöhle.

Die Komplikationsrate der Bauchspiegelung liegt unter ein Prozent. In äußerst seltenen Fällen können bei der Untersuchung Verletzungen oder Blutungen auftreten, die in der Regel einen sofortigen operativen Eingriff in Vollnarkose erforderlich machen. Für solche Zwischenfälle gebe ich meine Einwilligung zur Operation.

Nach mir verständlicher Aufklärung über Art und Durchführung der Bauchspiegelung und Beantwortung zusätzlicher Fragen erkläre ich mit mich dem Eingriff einverstanden.

Unterschrift des beratenden Arztes   Unterschrift des Patienten bzw. des gesetzlichen Vertreters.

3.3 Vorbereitung des Patienten

Am Abend vor der geplanten Untersuchung werden dem Patienten eine leichte Abendmahlzeit und ein Beruhigungs- oder Schlafmittel verabreicht, z.B. Diazepam (Valium), 5 – 10 mg.
Am Morgen der Untersuchung erfolgt die körperliche Reinigung des Patienten (Duschbad oder zumindest Reinigung der Bauchhaut) und die Entfernung der Haare bei stark behaarten Bauchdecken (Rasur oder Pilca-Creme). Der Patient soll zur Untersuchung nüchtern sein und muß vorher Blase und Darm entleert haben.
30 – 40 min vor Beginn der Laparoskopie erhält der Patient als Prämedikation 1/4 mg Atropin und 100 mg Pethidin-HCL (Dolantin Spezial).
Bei sehr schlechtem Allgemeinzustand wird auf das Pethidin verzichtet.
Es wird eine Infusion mit Basislösung angelegt, um im Falle von Komplikationen oder Zwischenfällen sofort i.v. injizieren oder infundieren zu können. Im Operationssaal wird der Patient auf einem Kipptisch mit der Möglichkeit des Lagewechsels gelagert, dann wird nach Hautdesinfektion das Operationsfeld in üblicher Weise abgedeckt.

3.4 Kontrollmaßnahmen

Es empfiehlt sich, direkt vor Beginn der Laparoskopie das benötigte Instrumentarium auf Vollständigkeit und Funktionstüchtigkeit zu überprüfen:
– Optiken klar und sauber?
– Pneumoperitoneumkanüle durchgängig?
– Insufflationsgerät mit Gas gefüllt?
– Elektrische Geräte angeschlossen?
– Fotoapparat (für die Dokumentation) mit Film geladen?
– Blitzgerät für Fotoaufnahmen intakt?

Zusätzlich muß zu diesem Zeitpunkt die Erwärmung des Laparoskops (Eintauchen in warme Kochsalzlösung, Einwickeln in ein Heizkissen, Benutzung eines speziellen Anwärmers) erfolgen, um ein Beschlagen der sonst kalten Optik beim Einführen in den (körperwarmen) Bauchraum zu vermeiden.
Alternativ zu diesem Vorgehen kann auch direkt vor Beginn der Untersuchung ein steriles Klarsichtmittel (z.B. Ultrastop „pro med") auf die Optik aufgetragen werden. Dieses gewährleistet einen vollkommenen Schutz gegen das Anlaufen der Optik und eine brillante Bildwiedergabe.

3.5 Untersuchungstechnik

3.5.1 Anlegen der Lokalanästhesie

Die Lokalanästhesie für die Anlage des Pneumoperitoneums erfolgt am Monroe-Punkt (etwas lateral der Mitte zwischen dem Nabel und der Spina iliaca anterior superior links), die für das Einführen des Laparoskopes etwa 1 QF oberhalb und links vom Nabel.
An diesen Punkten werden keine Gefäße lädiert. Technisches Vorgehen: intrakutane Hautquaddel, danach Infiltrierung der tieferen Bauchdeckenschichten.

3.5.2 Anlegen des Pneumoperitoneums

Nach Aufforderung an den Patienten, den Bauch „aufzublasen und straff zu halten" (Herabminderung der Verletzungsgefahr von Darmschlingen oder des großen Netzes beim Einführen der Punktionskanüle) wird die Veress-Frangenheim-Kanüle am Monroe-Punkt durch die Bauchdecke bis in den Intraabdominalraum gestochen und anschließend das Abdomen je nach den Gegebenheiten des Falls mit 2000 – 4000 (im Mittel 3000) ml Gas angefüllt. Als Gase für die Anlage des Pneumoperitoneums werden üblicherweise atmosphärische Luft, Kohlendioxyd (CO_2) oder Lachgas (N_2O) benutzt [83, 84, 105]. Unter den zur Verfügung stehenden Gasen zeichnen sich CO_2 und N_2O durch gute Verträglichkeit und etwa gleich schnelle Resorptionsgeschwindigkeit aus.
Die Resorptionsgeschwindigkeit ist wichtig, um nicht durch ein versehentlich erzeugtes Emphysem im präperitonealen Raum oder im Omentum majus im Untersuchungsgang behindert zu werden. Bereits nach einer Abwartezeit von nur wenigen Minuten kann die Untersuchung bei Verwendung von CO_2 oder N_2O fortgesetzt werden. Die Verträglichkeit von N_2O und CO_2 wird in der Literatur unterschiedlich beurteilt [35, 36, 83, 86, 90]. Generell kann man beide Gase als für die Anlage des Pneumoperitoneums geeignet bezeichnen.
Die gefilterte Luft wird mittels 200- oder 500-ml-Spritzen (Janet-Spritze) in den Bauchraum gepumpt, CO_2 und N_2O werden über Insufflationsgeräte eingebracht.
Während dieses Vorgangs erfolgt die Kontrolle der Gasinsufflation durch Perkussion und evtl. durch Auskultation des Bauchraums.

3.5.3 Einführen des Laparoskops

Nach Anbringen einer 1 cm langen Stichinzision 1 QF links und oberhalb
des Nabels (im zuvor lokalanästhesierten Bezirk) wird der Laparoskoptrokar durch diese Wunde und durch alle Bauchdeckenschichten in die freie
Bauchhöhle durchgestochen.
Dazu faßt man den zylinderförmigen Trokar mit der rechten Hand und
stützt diese auf der linken Hand ab, um ein dosiertes Vorstoßen des Instruments in die Bauchhöhle zu gewährleisten. Gleichzeitig fordert man
den Patienten erneut auf, seinen Bauch vorzuwölben bzw. „aufzublasen".
Durch den Laparoskoptrokar wird das zuvor angewärmte oder mittels eines Klarsichtmittels präparierte Laparoskop in die Bauchhöhle vorgescho-
ben.

3.5.4 Eigentliche Laparoskopie

Man sieht zunächst auf den rechten Leberlappen. Durch Drehen des Instruments können nacheinander alle Bauchpartien voll eingesehen werden. Nach „klassischer" Darstellung bewegt man das Laparoskop entge-
gengesetzt zum Uhrzeigersinn.
Für die Beurteilung der einzelnen Regionen ist ein Positionswechsel des
Untersuchers und/oder eine Veränderung des Untersuchungstisches (Ab-
kippen) erforderlich.
Finden sich das Gesichtsfeld beeinträchtigende Darmschlingen, Netzteile
usw., so kann man diese mit einer durch den Instrumentierkanal des Laparoskops eingeführten Tastsonde vorsichtig beiseiteschieben.

3.5.5 Technik der Biopsie

Verschiedene Methoden gibt es zur Gewinnung von Gewebeproben:
a) Die Punktion durch gesondertes Einführen der Punktionskanüle:
   Benutzt werden die Menghini- oder Silverman-Nadel, die in einem ge-
   sonderten, zuvor lokalanästhesierten Bezirk eingeführt wurden. Dieses
   geschieht unter gleichzeitiger laparoskopischer Beobachtungskontrolle,
   so daß an falscher Stelle eingeführte Punktionsnadeln oder eine unge-
   nügende Gewebsentnahme ausgeschlossen sind.
   Hauptsächlich benutzt wird die Menghini-Nadel. Bezüglich der Technik mit der Silverman-Nadel wird auf die ausführliche Darstellung in
   der Breitnerschen Operations-Lehre [183] verwiesen.
b) Die Punktion durch Einführen der Punktionskanüle in den Instrumentierkanal des Laparoskops: Abgesehen vom unterschiedlichen Einfüh-
   rungsmodus der Punktionskanüle handelt es sich um ein identisches

Vorgehen, bei dem ebenfalls die Punktion unter gleichzeitiger laparoskopischer Sicht erfolgt.

c) Die Probeexzision: Ebenfalls durch den Instrumentierkanal wird eine PE-Zange eingeführt und unter direkter laparoskopischer Sicht die PE entnommen.

3.5.6 Folgen der Biopsie

Eine ernste Blutung aus der Punktionsstelle oder nach einer PE sieht man so gut wie nie. Selbst wenn es (selten) zunächst wie aus einem Springbrunnen blutet, steht gewöhnlich auch eine solche Blutung in wenigen Minuten. Wichtig ist jedoch, die Punktions- bzw. PE-Stelle nach Entnahme des Gewebszylinders so lange zu beobachten, bis die Blutung steht.

Kommt es nicht zu einem Sistieren der Blutug, so wird durch den Instrumentierkanal ein uni- oder bipolares Koagulationsgerät zur thermischen Blutstillung eingeführt. Sistiert die Blutung auch dann nicht (in unserem Krankengut kein Fall!), so muß sofort die Laparotomie angeschlossen werden [44, 175].

3.5.7 Beendigung der Laparoskopie

Nach Beendigung der Laparoskopie wird das Laparoskop aus dem Trokar herausgezogen und über diesen die Luft abgelassen. Dazu wird entweder ein spezielles Instrument oder einfach eine Pinzette in den Tokar eingeführt, die das eingebaute Ventil öffnen.

Durch sanften Druck mit breit auf das Abdomen aufgelegten flachen Händen wird der Vorgang beschleunigt und für eine restlose Luftentfernung aus dem Intraperitonealraum gesorgt, da anderenfalls bei dem Patienten Mißempfindungen wie Völlegefühl etc. oder gar Atemnot durch Zwerchfellhochstand resultieren. Der Verschluß der Stichinzisionswunde erfolgt durch eine Hautnaht, als Verband genügt ein Sprayverband.

3.5.8 Nachsorge

Eine spezielle Nachsorge ist nicht erforderlich. Der Patient wird auf der Station über einige Stunden beobachtet (mit RR- und Pulskontrollen) und erhält bei Auftreten von Wundschmerzen oder Schulterschmerzen durch nicht vollständig resorbiertes, unter den Zwerchfellkuppeln sitzendes Gas ein Analgetikum. Sinkt der Blutdruck um ca. 25% unter den Ausgangswert und treten dabei Zeichen der Kreislaufinsuffizienz auf, so ist eine

Plasmaexpanderinfusion angezeigt. Der Patient darf 2 h nach dem Eingriff trinken und abends eine leichte Mahlzeit einnehmen.

Am Morgen nach der Untersuchung ist er in der Regel völlig beschwerdefrei.

Eine postoperative Magen-Darm-Atonie (Paralyse) haben wir nie beobachtet.

3.6 Technische Besonderheiten

3.6.1 Nach vorangegangenen abdominellen Operationen oder Traumen

Nach vorangegangenen Bauchoperationen oder stumpfen Bauchverletzungen ist mit Adhäsionen zu rechnen, die eine Laparoskopie blockieren oder gänzlich unmöglich machen können. In diesen Fällen ist eine Änderung der Technik sinnvoll. Die manuelle Lufteinblasung ist dann nützlicher und gleichzeitig gefahrloser als die Gasinsufflation unter Druck.

1. Die manuelle Luftinsufflation erlaubt nahezu immer wenigstens eine begrenzte Laparoskopie.
2. Bereits beim Anlegen läßt sie örtliche Widerstände oder Hohlraum- bzw. Kammerbildungen durch Adhäsionen bemerken.
3. Sie gibt uns bei der Inspektion korrekte Hinweise, ob in diesen Veränderungen die Ursache oder eine Mitursache der abdominellen Beschwerden zu suchen ist.
4. Sie verhütet − vorsichtigt ausgeführt − mögliche Serosazerreissungen bei Konglomeratbildungen von Darmschlingen oder Netz und Adhäsionen (Lichtunterschiede in der Bauchhaut beachten!).

Unter diesen Gesichtspunkten ist die *manuelle* Lufteinblasung nach vorangegangenen abdominellen Eingriffen oder Traumen ein nicht unwesentlicher Bestandteil der *chirurgischen* Laparoskopie.

3.6.2 Beim stumpfen Bauchtrauma

Die Pneumoperitoneumkanüle wird an typischer Stelle im linken Unterbauch eingeführt.

Die Insufflation erfolgt aus den gleichen Gründen, die im vorhergehenden Abschnitt dargelegt wurden, vorzugsweise manuell.

Maximal wird eine Menge von 500 ml Luft insuffliert. Das Einführen des Trokars für das Laparoskop erfolgt in der Regel an üblicher Stelle, da von hier aus Milz, Leber und die übrigen Organe der Leibeshöhle am besten beurteilbar sind.

Deutet die klinische Untersuchung jedoch speziell auf eine Läsion im linken Oberbauch hin (Milz), dann wird das Laparoskopie rechts oberhalb des Nabels eingeführt.

3.6.3 Bei Vorliegen eines großen Milztumors

Es ist selbstverständlich, daß beim Vorliegen eines „riesengroßen" Milztumors nicht an typischer Stelle mit dem Laparoskop eingegangen werden kann. Wenn die Milz bis zum Nabel reicht, laparoskopiert man von rechts: Trokareinführung rechts vom Nabel.
Gleichzeitig erfolgt die Laparoskopie unter äußersten Vorsichtsmaßnahmen mit Bereithaltung von Thrombozyten- und Erythrozytenkonzentraten sowie Blutkonsveren.

3.6.4 Bei Vorliegen einer portalen Hypertension

Bei Vorliegen einer portalen Hypertension ist wegen der ausgeprägten Kollateralgefäßbildung in der Bauwand besondere Vorsicht geboten, damit keines der Gefäße durch die Pneumoperitoneumkanüle bzw. den Laparoskoptrokar lädiert wird. Darüber hinaus weicht das technische Vorgehen nicht vom üblichen ab.

3.7 Instrumentarium

Beim Instrumentarium handelt es sich um:
1. Geräte für die Anlage des Pneumoperitoneums
    a) Pneumoperitoneumkanülen,
    b) Spritzen für die manuelle Lufteinblasung,
    c) Insufflationsapparate (CO_2 oder N_2O).
2. Geräte für die eigentliche Laparoskopie
    a) Trokare für die Laparoskopeinführung,
    b) Laparoskope,
    c) Kaltlichtquellen,
    d) Lichtleitkabel.
3. Geräte für die Biopsie
    a) Punktionskanülen für gesonderte Einführung durch die Bauchdecken,
    b) Punktionskanülen für die Einführung über den Instrumentierkanal des Laparoskops,
    c) Biopsiezängen für die Einführung über den Instrumentierkanal des Laparoskops,

Tabelle 3. Grundausrüstung

Zur Diagnostik
1. Pneumoperitoneumkanüle,
2. Janet-Spritze für die Anlage des Pneumoperitoneums,
3. Laparoskoptrokar mit Hülse,
4. Laparoskop mit Vorausblickoptik,
5. Kaltlichtquelle und Lichtleitkabel.

Zusätzlich:

Zur Dokumentation
1. Fotoapparat (Spiegelreflex- oder Sofortbildkamera) mit Laparoskop-
   adapter,
2. Blitzlichtquelle mit Lichtleitkabel.

Zur Gewebsentnahme
1. Durch gesonderte Punktion: Menghini- oder Silverman-Nadel,
2. Durch den Instrumentierkanal des Laparoskops,
   a) Laparoskopschafteinsatz mit Instrumentierkanal,
   b) PE-Zange,
   c) Koagulationselektrode,
   d) Hochfrequenzgerät und -kabel,
   e) Taststab.

---

   d) Koagulationselektroden für die Einführung über den Instrumentierkanal des Laparoskops zur thermischen Blutstillung nach Biopsien
   (uni- oder bipolar).
4. Geräte für die Dokumentation
   a) Fotoapparat, Filmkamera oder Fernsehkamera,
   b) Hochleistungslichtquellen.
5. Zusatzgeräte
   a) Optikanwärmer,
   b) Geräte für die Instrumentenreinigung,
   c) Geräte für die Instrumentenaufbewahrung.

Als Grundausrüstung ist das in Tabelle 3 aufgeführte Instrumentarium
unumgänglich notwendig.

3.8 Reinigung, Sterilisation und Pflege des Instrumentariums

Nach Gebrauch erfolgt zunächst eine Vordesinfektion der Geräte, bei der optische und mechanische Teile getrennt in die Desinfektionsmittellösung eingelegt werden.

Danach erfolgt eine gründliche *mechanische Reinigung* mit kaltem und warmem Wasser, Bürsten, Tupfer und Reinigungspistole, da Detergenzien, Blut, Eiter und Eiweißreste die nachfolgende Sterilisation in Frage stellen können, außerdem ungenügend gereinigte Optiken zu einem trüben Gesichtsfeld führen.

Es schließt sich die *Sterilisation* an:

Alle Metallteile des Laparoskopiesystems werden wie andere Operationsinstrumente auch im Autoklaven sterilisiert (5 min bei 134°). Die Optiken und Fiberglaskabel werden gassterilisiert (Äthylenoxyd, 5,5 atm., Temp. 60°, 60 min), wobei darauf zu achten ist, daß Fiberglaskabel nicht geknickt werden dürfen.

Einige Firmen erlauben, wenn kein Gasssterilisationsgerät vorhanden ist, die Desinfektion z.B. mit Gigasept, manche auch die Dampfsterilisation. Diese ist jedoch wegen der Herabsetzung der Lebensdauer der optischen Geräte nicht empfehlenswert.

Abgesehen vom Schützen der Gummimuffen und Erhalten der Gleitfähigkeit der aneinander reibenden mechanischen Teile mittels Silikon ist keine weitere Wartung oder Pflege erforderlich.

3.9 Herstellerfirmen

Bekannte deutsche Herstellerfirmen von Laparoskopen und deren Zusatzeinrichtungen sind (in alphabetischer Reihenfolge):

Henke-Sass-Wolf, Tuttlingen
Storz, Tuttlingen
Winter und Ibe, Hamburg
Wolf, Knittlingen

Einige dieser Firmen haben bereits von den ersten Anfängen der Laparoskopie an Laparoskope gebaut.

Von den ausländischen Geräten führen auf dem deutschen Markt die der American Cystoscope Makers (New York), Deutschlandvertretung bei Wappler (München).

Alle Firmen liefern Optiken mit verschiedenen Blickwinkeln, Blickrichtungen und Blickfeldern. Als Lichtquellen werden Halogen- oder Jodquarzlampen (sog. Kaltlichtfontänen oder Lichtprojektoren) benutzt, die über flexible Glasfiberlichtleitkabel das Licht für die Betrachtung der Bauchhöhle (bzw. des Blitzes für die Fotoaufnahmen) einstrahlen.

Kombinationsgeräte von Kaltlicht-, Hochfrequenz- und Insufflationsapparat bieten mehrere Firmen an.
Auf Abbildungen des Instrumentariums wurde bewußt verzichtet, da die Geräte in den Prospekten der Herstellerfirmen ausführlich dargestellt sind.

4 Resümee

Die chirurgische Laparoskopie ist eine leicht erlernbare und wenig personalaufwendige Methode, die an Krankenhäusern der verschiedensten Größenordnungen durchgeführt werden kann.

Bei dieser „dynamischen Bauchspiegelung" Lindner [95] können nahezu sämtliche Teile des Abdomens dargestellt und beurteilt werden.

Abgesehen von der makropathologischen Einordnung der Befunde erlaubt die chirurgische Laparoskopie die mikroskopische Bestätigung durch Punktion und PE und sogar die Objektivierung der Befunde durch Fotodokumentation.

Dabei erweist sie sich als eine risikoarme Methode mit hoher diagnostischer Effektivität. Gleichzeitig kann sie das Operationsrisiko unnötiger oder unzweckmäßiger Eingriffe vermeiden helfen.

Weitgehend vermag sie an die Stelle der explorativen Laparotomie zu treten.

Eine Beachtung der folgenden Voraussetzungen ist jedoch unabdingbar:

- Sichere Beherrschung der Untersuchungstechnik, der Kenntnis und Behandlung von möglichen Komplikationen,
- differenzierte Aufklärung und Vorbereitung des Patienten,
- strenge Indikationsstellung mit verantwortungsbewußter Abwägung von Risiko und Nutzen und Einbeziehung von Alternativverfahren in die Überlegungen,
- keine chirurgische Laparoskopie ohne vorangegangene exakte subtile Anamnese.

Die indikationslose totale Laparoskopie ohne gezielte klinische Fragestellung ist ebenso strikt abzulehnen wie ein totaler Laboratoriumsstatus, bei dem – umgekehrt wie es sein soll – pathologische Befunde markiert werden und von dort aus nach entsprechenden subjektiven Beschwerden und objektiven klinischen Befunden gesucht wird.

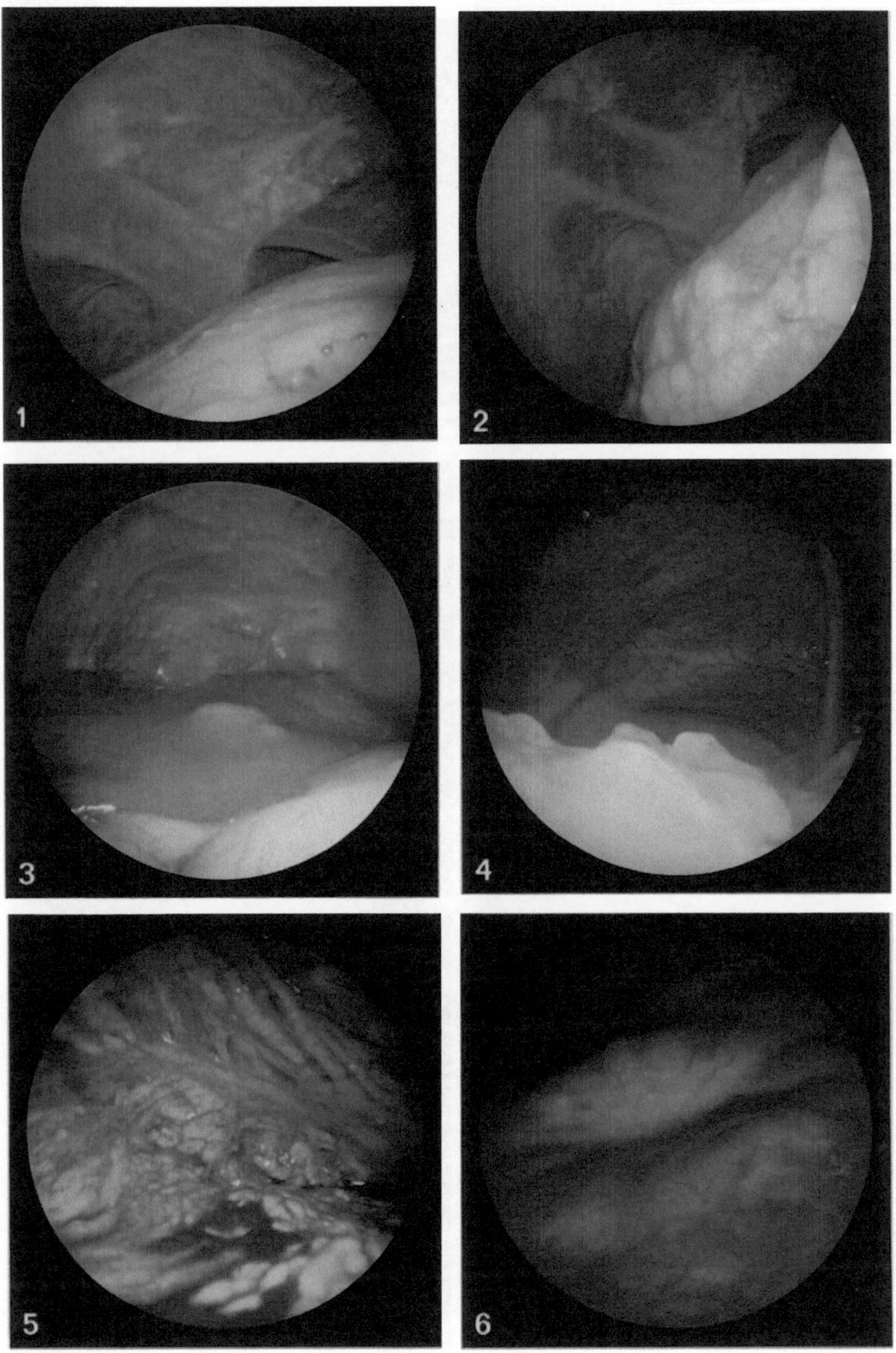

Legende s. S. 56

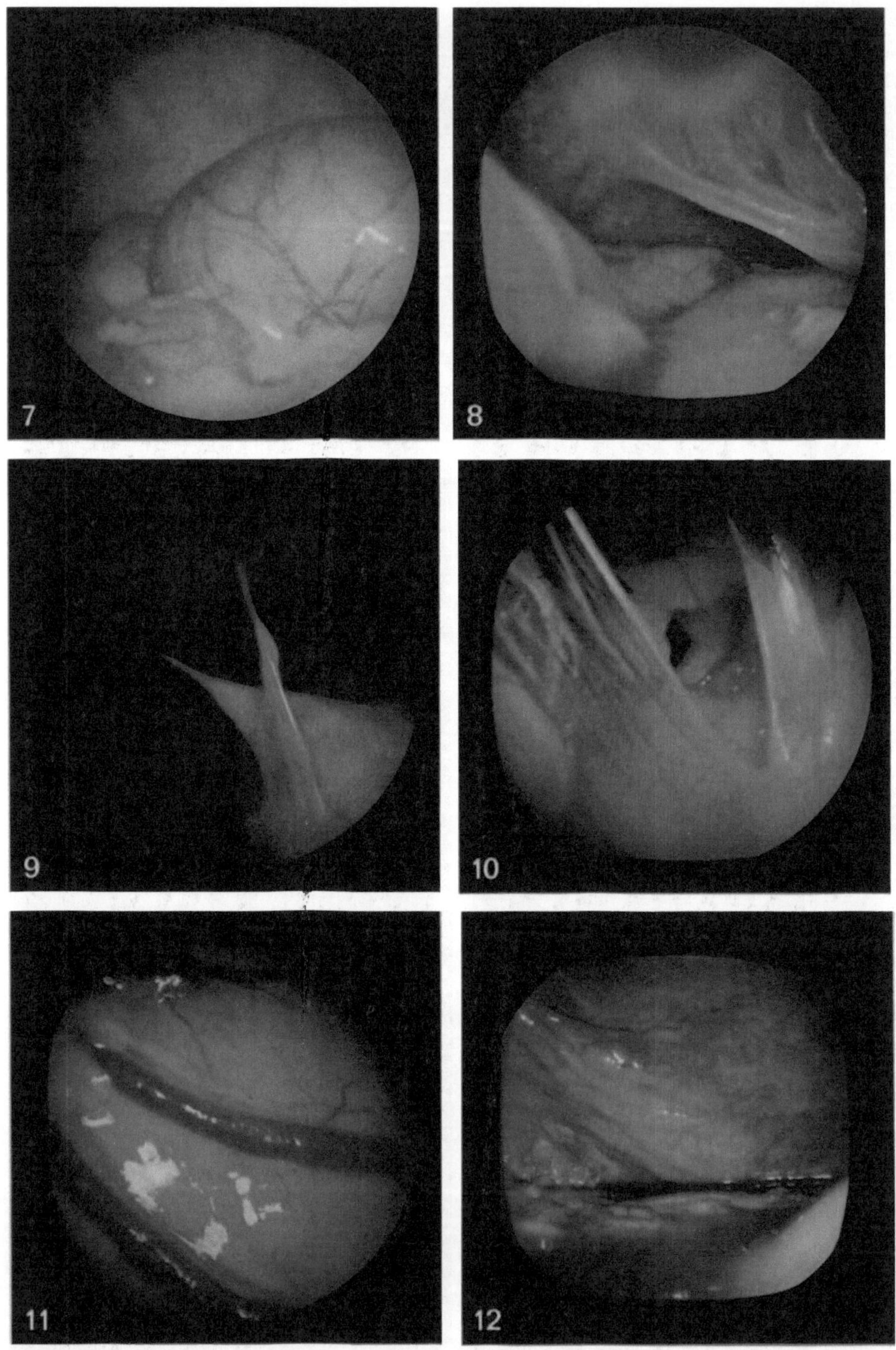

Legende s. S. 56

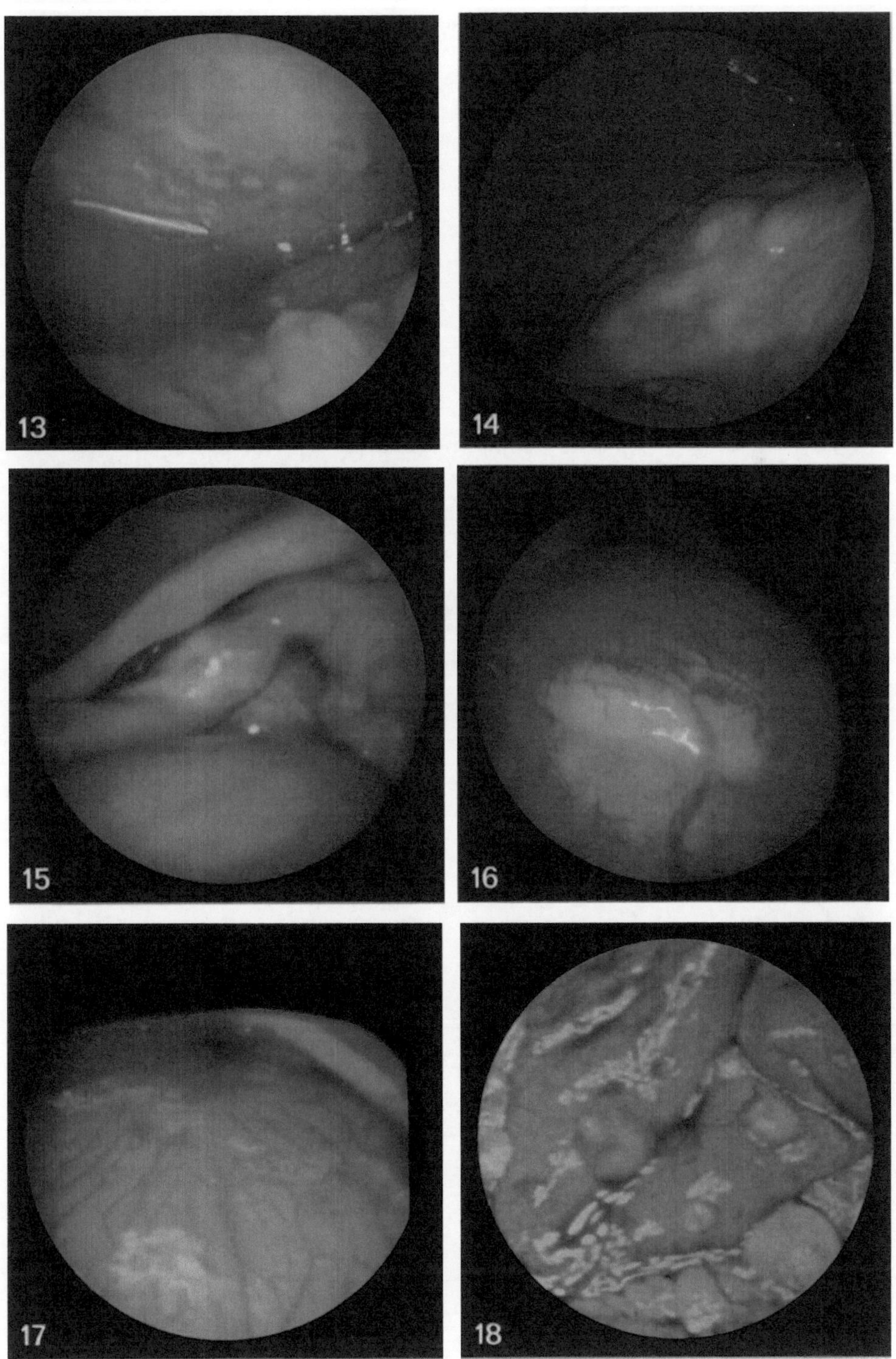

Legende s. S. 56

5 Literatur

1. Amerson JR, Stone HH (1970) Experiences in the management of hepatic trauma. Arch Surg 100:150
2. Baerlocher C, Engelhardt G, Fahrländer H (1973) Die Notfall-Laparoskopie. Leber Magen Darm 3, Nr. 1:11
3. Baker, WMW, Mackie OB, Newcombe JF (1967) Diagnostic paracentesis in acute abdomen. Br Med J 3:146
4. Barry RE, Brown P, Read AE (1978) Physician's use of laparoscopy. Br Med J 2:1276
5. Bay V (1974) Chirurgische Behandlung von Pankreaserkrankungen. Med Welt 25:794
6. Beck K, Dischler W (1973) Die diagnostische Bedeutung der Laparoskopie beim Morbus Hodgkin. In: Stacher A (Hrsg) Leukämien und maligne Lymphome. Urban und Schwarzenberg, München, Wien, Baltimore
7. Bernheim BM (1911) Organoscopy. Ann Surg 53:764
8. Beyreder J, Rieder H (1958) Die Bedeutung der Laparoskopie und der gezielten Leberbiopsie zur Diagnose der Boeckschen Sarkoidose. Wien Z. Inn Med Grenzgeb 39:214
9. Branson JH, Park JH (1954) Sarcoidosis-hepatic-involvement. Ann Intern Med 40:111
10. Bräunling H (1970) Intraoperative Venendruckmessung bei verschiedenen Operationslagerungen. Med. Dissertation, Universität Hamburg
11. Brittain RS (1963) Liver trauma. Surg Clin North Am 43:433
12. Brugger E, Spech HJ, Liehr H, Kassler G (1975) Laparoskopie bei Lungenerkrankungen? Dtsch Med Wochenschr 100:278
13. Brühl W (1966) Zwischenfälle und Komplikationen bei der Laparoskopie und gezielter Leberpunktion. Dtsch Med Wochenschr 91:2297
14. Bücheler E (1974) Die angiographische Diagnostik der Pankreastumoren und der Pankreatitis. Dtsch Med Wochenschr. 99:727
15. Bünte H, Frangenheim H, Lindenschmidt ThO, Pannen F, Schumpelick V (1976) Laparoskopie und Laparotomie: Keine Alternativverfahren. Ärtzl Praxis 31:1313
16. Burri C (1969) Der zentrale Venendruck. Pfrimmer, Erlangen
17. Classen M, Wenz W, v. Fritsch E (1973) Pankreasdarstellung. Kombination von retrograder Pankreatikographie und Coeliakographie. Dtsch Med Wochenschr 93:1524
18. Classen M (1979) Persönliche Mitteilung
19. Dau D (1978) Kostenbegrenzung im Krankenhaus – und die Grenzen. Dtsch Ärztebl 24:1451
20. Del Guercio LRM, Mehta M, Kline R, Kuzmak L, Mattey W (1974) Savings through the direct approach to jaundice. Am J Surg 127:157

21. De Vita VT, Bagley CM, Goodell B, O'Keeffe DA, Trujillo NP (1971) Peritoneoscopy in the staging of Hodgkin's disease. J Cancer Res 31:1746
22. Dingfelder JR (1978) Direct laparoscope trokar insertion without prior pneumoperitoneum. J Reprod Med 21:45
23. Dobronte Z, Wittmann T, Karacsony G (1978) Rapid development of malignant metastases in the abdominal wall after laparoscopy. Endoscopy 10:127
24. Edison TA (1879) Edisons light. New York Herald 21.12.1879, p 1
25. Edison TA US-Patent Nr. 223898 für eine Kohlefadenlampe, 27.1.1880
26. Edison TA (1926) Beginning of the incandescent lamp. Edison Laboratory National Monumental Archives
27. Fahrländer H (1965) Laparoskopie bei abdominellen Notfällen. Helv Chir Acta 32:
28. Fahrländer H (1969) Die Laparoskopie bei abdominellen Notfällen. Dtsch Med Wochenschr 94:890
29. Fahrländer H (1972) Die notfallmässige Laparoskopie. Langenbecks Arch Chir 331:315
30. Fiedler S (1886) Über operative Behandlung der Pleuraexsudate 5. Kongress für Innere Medizin Wiesbaden. Münch Med Wochenschr 33:285
31. Filippini L, Ammann R (1967) Klinisch-funktionelle Diagnostik des Pankreas-Karzinoms. Schweiz Med Wochenschr 97:803
32. Fischer J, Preiss J (1978) Staging maligner Lymphome. Klinikarzt 7:708
33. Fock G, Koskipuro K (1967) Mortality in exploratory laparotomy. Ann Chir Gynaecol Fenn 56:26
34. Frangenheim H (1965) Die Coelioskopie in der Unterbauchchirurgie. Dtsch Med Wochenschr 90:1909
35 Frangenheim H (1971) Die Laparoskopie und die Kuldoskopie in der Gynäkologie. Thieme, Stuttgart
36. Frangenheim H (1977) Die Laparoskopie in der Gynäkologie, Chirurgie und Pädiatrie. (Lehrbuch und Atlas) Thieme, Stuttgart
37. Frangenheim H (1979) Indikation und Technik der Laparoskopie in der Chirurgie. Chir Prax 25:257
38. Fuchs E, Bechtler H, Merkel R, Franke D, Henning K, Schöffner W (1978) Die Notfall-Laparoskopie in der Unfallchirurgie. Unfallheilkunde 82:601
39. Geile D (1979) Pankreoskopie – eine diagnostische Möglichkeit? In: Kali Chemie (Hrsg) Die gastroenterologische Reihe, Band 4: Diagnose, Therapie und Prognose der chronisch rezidivierenden Pankreatitis, Kali Chemie, Hannover
40. Gericke G (1981) Wandlungen in der Diagnostik und Therapie des Verschlußikterus. Med. Dissertation, Universität Hamburg
41. Giacobine JW, Siler LE (1960) Evaluation of diagnostic abdominal paracentesis with experimental clinical studies. Surg Gynecol Obstet 110:676
42. Goetze O (1921) Ein neues Verfahren der Gasfüllung für das Pneumoperitoneum. Münch Med Wochenschr 51:233
43. Goetze O (1919) Pneumoperitoneale Röntgendiagnostik. Dtsch Med Wochenschr 45:491
44. Greenwood M, Leffler CT, Minkowitz, S (1972) The incrased mortality rate of open liver biopsy in alcoholic hepatitis. Surg Gynecol Obstet 134:600

45. Haex AJC, van Beek C (1955) Tuberculosis and aspiration liver biopsy. De Erven F Bohn, Haarlem

46. Hausmann K, Kuse R (1979) Diagnose und Therapie der malignen Lymphome. Vortrag anlässlich des chir.-onkolog. Seminars der Chir. Arbeitsgemeinschaft für Onkologie der Dtsch. Ges. für Chirurgie Hamburg, 8.−12.10.1979 (unveröffentlicht)

47. Henning H, Look D, v. Braun H, Lüders CJ (1972) Die Laparoskopie heute. Internist Praxis 12:385

48. Henning H (1974) Der Beitrag der Laparoskopie zur Pankreasdiagnostik. Med Welt 25:793

49. Herfort K, Fric P, Bartos V (1971) Direkte Bestimmung der Sekretionskapazität der Bauchspeicheldrüse nach hormoneller Stimulierung. Die diagnostische Bedeutung des Sekretin-Pankreozymin-Tests. Dtsch Z Verdau Stoffwechselkr 31:173

50. Hilfrich HJ (1979) Bedeutung der Laparoskopie in der Gynäkologie. Fortschr Med 46:2121

51. Homburg R, Sedal T (1978) Perforation of the urinary bladder by the laparoscope. Am J Obstet Gynecol 5:597

52. Höllwarth M, Breisach G (1978) Zur konservativen Therapie der posttraumatischen Milzruptur. Chirurg 49:711

53. Hulka JF, Soderstrom RM, Corson SL, Brooks PG (1973) Complications committee of the American Association of gynecological laparoscopists. J Reprod Med 10:301

54. I. I (1974) Laparoskopie zur Diagnostik. Vorträge und Diskussionsbemerkungen auf dem 1st International Congress of Gynecological Laparoscopy. New Orleans/Louisiana, 17.−20. Nov. 1973. Selecta 21:1980

55. Irwing AD, Cuschieri A (1978) Laparoscopic assessment of the jaundiced patient − A review of 53 patients. Br J Surg 65:678

56. Iwamura K, Ueno F (1978) Klinik des Pankreascarcinoms. Therapiewoche 38:6961

57. Jacobaeus HC (1910) Über die Möglichkeit die Zystoskopie bei Untersuchung seröser Höhlungen anzuwenden. Münch Med Wochenschr 57:2090

58. Jacobaeus HC (1912) Über Laparo- und Thorakoskopie. In Brauer (Hrsg) Beiträge zur Klinik der Tuberkulose und spezifischen Tuberkuloseforschung. Kabitzsch, Würzburg

59. Johnson RE (1971) Is staging laparotomy routinely indicated in Hodgkin's disease? Ann Intern Med 75:459

60. Kahl CH (1977) Eine interessante Appendektomie. Chirurg 48:189

61. Kalk H (1932) Über Laparoskopie. Med Klin 29:995

62. Kalk H, Wildhirt E (1962) Lehrbuch und Atlas der Laparoskopie und Leberpunktion. Thieme, Stuttgart

63. Kaplan LR, Johnston GR, Hardy RM (1979) Retroperitoneoscopy in dogs. Gastrointest Endosc 1:13

64. Kelling G (1901) Über Oesophagoskopie, Gastroskopie und Kölioskopie. Vortrag, gehalten auf der 73. Versammlung Deutscher Naturforscher und Ärzte in Hamburg am 23.September 1901

65. Kelling G (1902) Über Oesophagoskopie, Gastroskopie und Kölioskopie. Münch Med Wochenschr 49:21
66. Kelling G (1910) Über die Möglichkeit, die Zystoskopie bei Untersuchungen seröser Höhlungen anzuwenden. Bemerkungen zu dem Ariktel von Jacobaeus. Münch Med Wochenschr 57:2358
67. Kirstädter HJ, Meyer-Burg J (1973) Die Feinnadel-Aspirationsbiopsie aus Pankreas und Pankreas-Tumoren. In: Ottenjann R (Hrsg) Optimierte rationelle Diagnostik in der Gastroenterologie. Witzstrock, Baden-Baden Brüssel
68. Klador R, Humke R (1974) Laparoscopy and biopsy of the pancreas in miniature pigs and piglets. Endoscopy 6:248
69. Klaue P, Gunzer U, Nürnberger R (1974) Operationsrisiko und diagnostischer Wert der explorativen Laparotomie und Splenektomie bei Morbus Hodgkin. Chirurg 45:421
70. Klaue P, Engel W, Ferbert W, Friedrich B, Klein HD (1974) Die diagnostische Peritonealspülung beim stumpfen Bauchtrauma. Chirurg 45:76
71. Koch G, Schumpelick V (1974) Explorative Laparotomie. Dtsch Med Wochenschr 99:646
72. Korbsch R (1921) Die Thorakoskopie. Münch Med Wochenschr 68:1647
73. Korbsch R (1921) Die Laparoskopie nach Jakobaeus. Berl Klin Wochenschr 38:696
74. Korbsch R (1922) Technik und Grenzen der Laparoskopie. Münch Med Wochenschr 69:426
75. Korbsch R (1927) Lehrbuch und Atlas der Laparo- und Thoracoskopie. Lehmans, München
76. Korn RJ, Kellow WF, Heller P, Chomet B, Zimmermann HJ (1959) Hepatic involvement in extrapulmonary tuberculosis. Am J Med 27:(1959), 60
77. Krieger G (1971) Die Bedeutung der Laparoskopie für den Morbus Hodgkin und andere Systemerkrankungen. Med. Dissertation, Universität Freiburg/Brsg
78. Kuse R, Meyer-Burgdorff G, Hausmann K (1979) Stadienerfassung des Morbus Hodgkin durch postprimäre Laparotomie. Therapeutische Konsequenzen. Chirurg 50:484
79. Lederer U, Hümmer N, Ferbert W, Richter E (1974) Zur differentialdiagnostischen Bedeutung des Symptoms „schlaffe Gallenblase" bei Verdacht auf intrahepatische Cholestase. In: Lindner H (Hrsg) Fortschritte der gastroenterologischen Endoskopie, Band 5. Witzstrock, Baden-Baden Brüssel
80. Leinweber B, Korte M, Kratz F, Gerhardt H, Matthes KJ (1975) Die laparoskopische Untersuchung. Ergebnisse und Erfahrungen. Med Welt 26:1762
81. Lichtuer S, Pflanz M (1971) Appendectomy in the Federal Republic of Germany. Med Care 9:311
82. Liebermann RC, Welch CSt (1968) A study of 248 instances of traumatic rupture of the spleen. Surg Gynecol Obstet 127:961
83. Lindemann HJ, Mohr J, Gallinat A (1976) Der Einfluss von CO_2-Gas während der Hysteroskopie. Geburtshilfe Frauenheilkd 36:153
84. Lindemann HJ (1977) Hysteroskopie. In: Frangenheim H (Hrsg) Die Laparoskopie in der Gynäkologie, Chirurgie und Pädiatrie. Lehrbuch und Atlas. Thieme, Stuttgart

85. Lindenschmidt ThO, v. Ungern-Sternberg FWR (1963) Probelaparotomie oder „chirurgische Laparoskopie"? Med Welt 14:1789

86. Lindenschmidt O, v. Ungern-Sternberg FWR: Laparoskopie – Technik und chirurgische Indikation (Film) Bayer, Leverkusen

87. Lindenschmidt O, v. Ungern-Sternberg (1966) Laparoskopie-Technik und chirurgische Indikation. Kongressbericht. Langenbecks Arch Chir 316

88. Lindenschmidt ThO (1969) Der Chirurg und die Laparoskopie. 3. Fortbildungskurs der Dtsch. Ges. f. Endoskopie. Z. Gastroenterol 2:1

89. Lindenschmidt ThO, Zimmermann HG (1975) Chirurgische Laparoskopie, Chirurg 46:254

90. Lindenschmidt O (1978) Laparoskopie – Wert, Ziele, Grenzen. XI. Kongress d. Dtsch. Ges. f. Endoskopie. Kiel, 16. – 18.3.1978. (unveröffentlicht)

91. Lindenschmidt ThO (1979) Laparoskopie in der Chirurgie. Therapiewoche 29:4096

92. Lindner H (1971) Das Risiko der perkutanen Leberbiopsie. Med Klin 66:924

93. Lindner H, Lammers W, Wallgrün N (1973) Oesophagoskopische und laparoskopische Diagnose der portalen Hypertension. Leber Magen Darm 3 (1973), 231

94. Lindner H, Lautenschläger HJ (1974) Die laparoskopische Differentialdiagnose des intra- und extrahepatischen Verschlußsyndroms. Leber Magen Darm 4, Nr. 7:319

95. Lindner H, Henning H (1976) Die Laparoskopie als diagnostische Methode. Internist 17:214

96. Linhart P, Roca-Martinez F, Wohlenberg H (1978) Die Bedeutung endoskopischer Untersuchungen für die Differentialdiagnose abdomineller Tumoren. Internist Praxis 18:417

97. Löffler A, Stadelmann O, Miederer SE, Nipour P (1973) Laborchemische Veränderungen bei Pankreaserkrankungen. Therapiewoche 23:4636

98. Löffler A, Stadelmann O, Miederer SE, Kaip E (1973) Pathologische Befunde und deren Bedeutung im retrograden Pancreaticogramm. In: Lindner H (Hrsg) Fortschritte der gastroenterologischen Endoskopie, Bd 4. Schattauer, Stuttgart

99. Löffler A, Stadelmann O, Miederer SE, Stobbe A (1974) Diagnostik des Pankreaskarzinoms. Dtsch Med Wochenschr 99:176

100. Longcope WT, Freiman DG (1952) A study of sarcoidosis based on combined investigation of 160 cases including 30 autopsies from Johns Hopkins Hospital and Massachusetts General Hospital, Medicine (Baltimore) 31:1

101. Look D, Henning H (1974) Laparoskopische Darstellung und Biopsie des Pankreas. In: Frühmorgen P, Classen M (Hrsg) Endoskopie und Biopsie in der Gastroenterologie. Springer, Berlin Heidelberg New York

102. Look D, Henning H, Lüders CJ (1972) Darstellung und Biopsie des Pankreaskopfes bei der Laparoskopie. Z. Gastroenterol 10:209

103. Look D (1973) Laparoskopische Darstellung und Biopsie des Pankreaskopfes. In: Ottenjann R (Hrsg) Optimierte rationelle Diagnostik in der Gastroenterologie. Witzstrock, Baden-Baden Brüssel

104. Look D (1975) Risiken der laparoskopischen Untersuchung. In: Lindner H (Hrsg) Laparoskopie und Leberbiopsie. Witzstrock, Baden-Baden Brüssel

105. Magno R, Medegard A, Bengtsson R, Tronstad SE (1979) Acid-base balance
     during laparoscopy. The effects of intraperitoneal insufflation of carbon
     dioxide and nitrous oxide on acidbase balance during controlled ventilation.
     Acta Obstet Gynecol Scand 58:81
106. Mather G, Dawson J, Hoyle C (1955) Liver biopsy in sarcoidosis. Q J Med
     24:331
107. McDonald PT, Rich NM, Collins GJ (1978) Vascular trauma secondary to
     diagnostic and therapeutic procedures laparoscopy. Am J Surg 135:651
108. Meirelles EA (1913) Laparoscopia. Trib Med (Rio de Janeiro) 199
109. Meyer-Burg J (1972) Darstellung des Pankreas und seine Biopsie. 5. Kon-
     gress der Dtsch. Ges. für Endoskopie Erlangen, 10.3.1972
110. Meyer-Burg J (1972) Die laparoskopische Inspektion, Palpation und Biopsie
     des Pancreas. Leber Magen Darm 2:93
111. Meyer-Burg J (1972) The inspection, palpation and biopsy of the pancreas
     by peritoneoscopy. Endoscopy 4:99
112. Meyer-Burg J, Ziegler U, Palme G (1972) Zur supragastralen Pankreoskopie
     Dtsch Med Wochenschr 97:1969
113. Meyer-Burg J (1973) Supragastrische Pankreoskopie, Laparoskopie und
     Biopsie des Corpus pancreatis. Fortschr Med 26:1017
114. Meyer-Burgdorff G, Koch G (1979) Staging Laparotomie. Vortrag anläss-
     lich des Chir.-onkolog. Seminars der Chir. Arbeitsgemeinschaft für Onkolo-
     gie der Dtsch. Ges. für Chirurgie. Hamburg 8.–12.10.1979 (unveröffent-
     licht)
115. Müller K, Grosse HJ (1971) Die Peritonealtuberkulose – laparoskopischer
     Befund und Differentialdiagnose. Leber Magen Darm 1:15
116. Müller-Osten W, Eckert P (1978) Die Endoskopie in der Weiterbildung des
     Chirurgen. Informationen des Berufsverbandes der Deutschen Chirurgen
     6:89
117. Nitze M (1879) Eine neue Beleuchtungs- und Untersuchungsmethode für
     Harnröhre, Harnblase und Rectum. Wien Med Wochenschr 24:13
118. Nitze M (1889) Lehrbuch der Kystoskopie. Bergmann, Wiesbaden
119. N N (1975) Eifer am Bauch. Der Spiegel 43:198
120. N N (1975) 80% aller Appendektomien zu vermeiden. Medical Tribune, Edi-
     tion f. Deutschland 40:1
121. Nordentoft S (1912) Über Endoskopie geschlossener Cavitäten mittels mei-
     nes Trokart-Endoskops. Verhandlungen der Dtsch. Ges. für Chirurgie zu
     Berlin 1912, 41. Kongress. Hirschwald, Berlin, S 78
122. Olsen WR, Hildreth DH (1971) Abdominal paracentesis and peritoneal lava-
     ge in blunt abdominal trauma. J Trauma 11:824
123. Ortmans H, Wildhirt E, Lesch P (1978) Abriss postop. Adhaesionen mit
     Blutung – ein seltener Laparoskopie-Zwischenfall. Leber Magen Darm
     8:116
124. v Ott D (1909) Die direkte Beleuchtung der Bauchhöhle, der Harnblase, des
     Dickdarms und des Uterus zu diagnostischen Zwecken. Rev Med Tcheque
     (Prague) 2:27
125. Pannen F, Frangenheim H (1975) Die „chirurgische" Laparoskopie.
     Chirurg 46:405

126. Pannen F, Frangenheim H (1976) Laparoskopie beim stumpfen Bauchtrauma. Aktuel Chir 11:7
127. Perry JF, De Meules JE, Root HD (1970) Diagnostic peritoneal lavage in blunt abdominal trauma. Surg Gynecol Obstet 131:742
128. Phillips J (1972) The impact of laparoscopy in gynecological practice. J Reprod Med 9:4
129. Phillips J, Keith D, Keith L, Hulka J, Hulka B (1974) Survey of gynecological laparoscopy 1974. J Reprod Med 15:45
130. Phillips J, Keith D, Keith L (1974) Gynecological laparoscopy 1973. The state of the art. J Reprod Med 12:215
131. Phillips JM, Keith L (eds) (1974) Gynecological laparoscopy: Principles and techniques. Stratton Intercontinental Medical Book Corporation, New York London
132. Pichlmayr R, Coburg AJ, Wiegrefe K (1974) Die Appendicitis. Dtsch Ärztebl 74:1901
133. Pleissner I, Berndt H, Gutz HJ (1978) Laparoscopy following abdominal operations. Endoscopy 10/3:187
134. Prosnitz LR, Nuland SB, Kligerman MM (1972) Role of laparotomy and splenectomy in the management of Hodgkin's disease. Br J Haematol 23:271
135. Pouyanne L, Chevais R, Genegas J, Erny P (1970) Interet de la ponction – lavage de l'abdomen en traumatologie. J Chir (Paris) 99:371
136. Renger F (1966) Lehrbuch und Atlas der laparoskopischen Diagnostik. Fischer, Stuttgart
137. Renon L (1913) Technique et indications de la laparoscopie. Bull Soc Méd Hôp Paris 29:510
138. Richer W, Clark M (1949) Sarcoidosis. Am J Clin Pathol 19:725
139. Roccavilla A (1914) L'endoscopia della grande cavità sierose mediante un nuova apparechio ad illuminazione diretta. Riforma Med. 30:991
140. Root B, Levy MN, Pollack S (1978) Gas embolism death after laparoscopy delayed by „trapping" in portal circulation. Anaesth Analg (Cleveland) 57:232
141. Ruddock JC (1957) Peritoneoscopy: A critical clinical review. Surg Clin North Am 37:1249
142. Saleh JW (1978) Peritoneoscopy, an alternative approach to unresolved intra-abdominal disease. Am J Gastroenterol 6:641
143. Sauer R, Hünning R, Harder F, Maurer B, Obrecht JP (1977) Die explorative Laparotomie bei Morbus Hodgkin: Indikation, Vorgehen, Ergebnisse. Strahlentherapie 153:813
144. Schmidt A (1914) Laparoskopie und Thoracoskopie nach Jacobaeus. Münch Med Wochenschr 61:1882
145. Schmolke M, Kern E (1969) Zur Klinik der Appendicitis. Bruns Beitr Klin Chir 217:200
146. Schwegler, F (1980) Peritonitis arenosa – Ursache von rezidivierenden Ileuszuständen. Chirurg 51:471
147. Seifert E, Wagner HH, Ostertag H (1973) Duodenoskopie und retrograde Pankreatographie bei Papillen- und Pankreaskopfkarzinom. In: Ottenjann R

(Hrsg) Optimierte rationelle Diagnostik in der Gastroenterologie. Witzstrock, Baden-Baden Brüssel

148. Semm K (1979) Statistischer Überblick über die Bauchspiegelung in der Frauenheilkd bis 1977 in der Bundesrepublik Deutschland. Geburtsh Frauenheilkd 39:537

149. Siede W, Schneider H (1962) Leitfaden und Atlas der Laparoskopie. Lehmanns, München

150. Siewert R, Castrup HJ, Nagel GA (1979) Stadienerfassung des Morbus Hodgkin durch Laparotomie. Therapeutische Konsequenzen. Chirurg 50:478

151. Smith J, Pasmantier MW, Silver RT, Cornell G, Coleman M, Cortese A (1973) The staging of Hodgkin's disease. Selective versus routine laparotomy. JAMA 224:1026

152. Soderstrom RM, Butler JC (1973) A critical evaluation of complications in laparoscopy. J Reprod Med 10:245

153. V D Spuy S, Levin W, Smit BJ (1978) Peritoneoscopy in the management of breast cancer. S Afr Med 10:402

154. Stadelmann O, Sáfrány L, Löffler A, Barna L, Miederer SE, Papp J, Käufer C, Sobbe A (1974) Endoscopic retrograde cholangio-pancreatography in the diagnosis of pancreatic cancer. Experiences with 54 cases. Endoscopy 6:84

155. Steiner OP (1924) Abdominoscopy. Surg Gynecol Obstet 38:266

156. Steenblock U, Dürig M (1979) Die Diagnostik des stumpfen Bauchtraumas Peritoneal-Lavage oder Notfall-Laparoskopie. Unfallheilkunde 83:530

157. Stobbe H, Ihle R (1978) Die Diagnostik der Lymphogranulomatose. Dtsch Gesundheitswes 33:769

158. Stolkind EJ (1919) The value of pleuroscopy (thoracoscopy) in the diagnosis of pulmonary diseases and laparoscopy in the diagnosis of abdominal diseases. Med Presse 107:46

159. Stolze M (1931) Über Abdominoskopie. Zentralbl Chir 58:1458

160. Stolze M (1934) Die Laparoskopie in der chirurgischen Diagnostik. Arch Klin Chir 178:288

161. Strauch M, Lux G, Ottenjann R (1973) Infragastrische Pankreoskopie. In: Ottenjann R (Hrsg) Optimierte rationelle Diagnostik in der Gastroenterologie. Witzstrock, Baden-Baden Brüssel

162. Strauch M, Lux G, Ottenjann R (1973) Infragastric pancreoscopy. Endoscopy 5:30

163. Tedesco F (1912) Über Endoskopie des Abdomens und des Thorax. Mitt Ges Med Kinderhlkd (Wien) 12:323

164. Thieme ET (1939) A critical survey of peritoneoscopy. Surgery 5:191

165. Toepser R (1979) Der Einfluß einer akuten intraabdominellen Druck- und Volumensteigerung auf die Atmung. Med. Dissertation, Universität Lübeck

166. Tostivint R, Rozenberg H, Chauveinc L, Sanchez MF (1971) Plaidoayer pour la laparoscopie dans les traumatismes abdominaux fermés. J Chir (Paris) 102, 7 – 8:77

167. Tuchmann A, Kersten E, Euler Rolle J (1978) Das Peritonealpseudomyxom. Leber Magen Darm 8:111

168. Udwadia TE (1978) Peritoneoscopy in die diagnosis of abdominal tuberculosis. Indian J Surg 2 − 3:91
169. Ulbrich R, Rath W (1979) Ausbildungsnotwendigkeit und Sicherheit in der gynäkologischen Laparoskopie − ein Widerspruch? Fortschr Med 97:2129
170. Unverricht W (1923) Die Thoracoskopie und Laparoskopie. Berl Klin Wochenschr 2:502
171. Unverricht W (1925) Weitere Erfahrungen mit der Kaustik im Pleuraraum und der Thorako- und Laparoskopie. Beitr Klin Tuberk 55:296
172. Veith FJ, Weber WB, Karl RC, Deysine M (1967) Diagnostic peritoneal lavage in acute abdominal disease. Ann Surg 66:290
173. Virchow, R (1900) „Das Psammom". Virchows Arch [Pathol Anat] 160:32
174. Weber V, Schmolke M, Schweizer P, Sy M (1976) Besonderheiten der akuten Appendicitis bei der Frau. Chirurg 47:632
175. Weis H, Schneider F, Kunze P (1969) Perkutane Leberbiopsie mit tödlichem Ausgang. Z Ges Inn Med 24:921
176. Wernz H, Brugger E (1965) Laparoskopischer Befund bei Lebersarkoidosen. Mater Med Nordmark 17:191
177. Werth A (1884) Klinische und anatomische Untersuchungen von den Bauchgeschwülsten und der Laparotomie. Arch Gynäkol 24:100
178. Wildhirt E (1961) Differentialdiagnose des Ikterus als Grundlage für chirurgische Eingriffe. Gastroenterologie Stoffwechsel 95:315
179. Wildhirt E (1973) Differentialdiagnose des Ikterus. In: Demling L (Hrsg) Klinische Gastroenterologie. Thieme, Stuttgart
180. Williams RD, Yurko AA (1966) Controversial aspects of diagnosis and management of blunt abdominal trauma. Am J Surg 111:477
181. Zimmermann HG, Lindenschmidt ThO (1981) Laparoskopie − Möglichkeiten, Indikationen und technische Hilfen bei Diagnose und chirurgischer Therapie der Geschwulstkrankheiten der Peritonealhöhle. In: Bokelmann (Hrsg) Ergebnisse der chirurgischen Onkologie 1. Enke, Stuttgart, S 63
182. Zimmermann HG (1980) Chirurgische Laparoskopie in der Onkologie. Wissenschafl. Nachmittag des Allgemeinen Krankenhauses Barmbek, Hamburg 6.2.1980 (Vortrag)
183. Zimmermann HG (1980) Chirurgische Laparoskopie in: Gschnitzer F, Kern E, Schweiberer L (Hrsg) Chirurgische Operationslehre von B. Breitner. Urban und Schwarzenberg, München Wien Baltimore, Band V, Beitrag 1 F, S 1
184. Zimmermann HG (im Druck) Laparoskopie. Kongreßbericht der 44. Jahrestagung der Deutschen Gesellschaft für Unfallheilkunde, Berlin 19. − 22. Nov. 1980
185. Zimmermann HG (1981) Unfallchirurgie beim alten Patienten. Vortrag, 19. Ärztliches Fortbildungswochenende, Bad Harzburg, 10. 5. 1981
186. Zimmermann HG (im Druck) Probleme der Unfallchirurgie im hohen Lebensalter. Notabene Medici, Bibliomed-Verlag
187. Zittel RX, Beck K (1963) Die Bedeutung der Laparoskopie in der Chirurgie. Dtsch Med Wochenschr 88:1999

6 Sachverzeichnis

Chirurgische Gastroenterologie

Herausgeber: M. Allgöwer, F. Harder,
L. F. Hollender, H.-J. Peiper, J. R. Siewert
Internistische Mitherausgeber: A. L. Blum,
W. Creutzfeldt
Redaktion: J. R. Siewert, F. Harder

1981. 720 Abbildungen, 153 Tabellen.
LI, 1122 Seiten (In zwei Bänden, die nur
zusammen abgegeben werden).
Gebunden DM 590,–
ISBN 3-540-09644-2

Dieses „aus der Praxis für die Praxis" geschriebene Werk vermittelt dem gastroenterologisch tätigen Chirurgen Methoden und Techniken durch hervorragende Abbildungen und einen kurz gefaßten Text, mit der Absicht, eine möglichst effektive und komplikationsarme gastroenterologische Chirurgie zu verwirklichen. Deshalb werden vor allem den Autoren gut bekannte und bewährte Methoden dargestellt, wobei die Auswahl der Verfahren nach gemeinsamen Diskussionen und praktischer Erprobung unter den Herausgebern getroffen wurde.
Zielbewußtes chirurgisches Handeln beinhaltet nicht nur die Operationstechnik, sondern auch die wesentlichen pathophysiologischen Grundlagen und die darauf beruhenden Indikationen mit den notwendigen Untersuchungsgängen. Diese Grundlagen wurden gemeinsam mit Internisten erarbeitet und in praktische Anweisungen umgesetzt. Schließlich werden die Ergebnisse unter Berücksichtigung möglicher postoperativer Probleme und Komplikationen dargestellt. Dieses Werk gehört in die Handbibliothek jedes gastroenterologisch tätigen Chirurgen und Gastroenterologen.

Indikation zur Operation

Herausgeber: G. Heberer, L. Schweiberer
Mit Beiträgen von zahlreichen Wissenschaftlern

2., neubearbeitete und erweiterte Auflage. 1981.
437 Abbildungen in 633 Einzeldarstellungen,
252 Tabellen. XXIII, 1053 Seiten
Gebunden DM 428,–
ISBN 3-540-10385-6

Die Indikation zum chirurgischen Eingriff steht für alle operativen Fach- und Teilgebiete sowie die zuweisenden Disziplinen als Grundproblem im Mittelpunkt ärztlichen Handelns.
Nachdem die erste Auflage dieses Buches vergriffen war, haben neue Erkenntnisse in Diagnostik und Therapie eine zweite Auflage notwendig gemacht. Dabei finden moderne Untersuchungsverfahren und aktuelle therapeutische Konzepte auf den verschiedensten Gebieten besondere Berücksichtigung. Das Kapitel über Unfallchirurgie wurde völlig neu gestaltet und wesentlich erweitert, da im letzten Jahrzehnt hervorragende Verfahren in der operativen Knochenbruchbehandlung breiten Eingang in die tägliche Routinechirurgie gefunden haben. Neu aufgenommen – und wegen der Aktualität allen Kapiteln vorangestellt – wurde ein Kapitel über ärztliche Verantwortung und ärztlich-rechtliche Fragen zur Operationsindikation mit Einzelbeiträgen von Juristen, Gerichtsmedizinern und Chirurgen. Es will dem Operateur insbesondere vor Risikoeingriffen Richtschnur und Hilfe zur kritischen Indikationsfindung sein.
Somit kann „der erfahrene Chirug seine eigene bisherige Indikationsstellung an Hand dieses Buches überprüfen, und den jüngeren oder in der Facharztausbildung befindlichen Kollegen wird beim Lesen dieses Buches eindeutig klar, daß Chirurgie nicht nur Operieren bedeutet. Ganz entscheidend für die Resultate in der Chirurgie sind eine richtige Diagnosestellung in Zusammenarbeit mit anderen Fachkollegen und die auf dieser Grundlage erarbeitete Operationsindikation." (Der Chirurg)

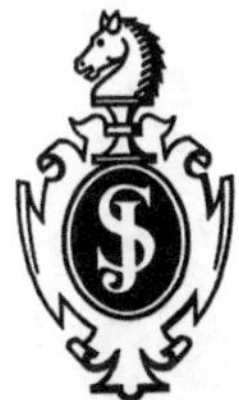

Springer-Verlag Berlin Heidelberg New York

Allgemeine und spezielle Operationslehre

Begründet von M. Kirschner
Fortgeführt und herausgegeben von R. Zenker,
G. Heberer, R. Pichlmayr

7. Band, 1. Teil:

Die Eingriffe in der Bauchhöhle

Herausgeber: R. Zenker, R. Berchthold,
H. Hamelmann
Unter Mitarbeit zahlreicher Fachwissenschaftler
3., völlig neubearbeitete Auflage. 1975.
573 Abbildungen, davon 99 farbig, 12 Tabellen.
XXVI, 923 Seiten
Gebunden DM 720,-
Subskriptionspreis: Gebunden DM 576,-
ISBN 3-540-07380-9

J. L. Chassin

Operative Strategy in General Surgery

An Expositive Atlas
Volume 1
Illustrated by C. Henselmann
1980. 528 figures, 10 tables. XXIII, 558 pages
Cloth DM 142,-. ISBN 3-540-90452-2

M. Burdelski, H. Huchzermeyer

Gastrointestinale Endoskopie im Kindesalter

Mit einem Geleitwort von D. H. Shmerling
1980. 46 teilweise farbige Abbildungen, 2 Farbtafeln, 37 Tabellen. XI, 138 Seiten
Gebunden DM 98,-. ISBN 3-540-10220-5

H. M. Delany, R. Jason

Abdominal Trauma

Surgical and Radiologic Diagnosis
With contributions by N. Carnevale, W. Delph,
C. M. Moss, A. Rudavsky
1981. 259 figures. XVI, 224 pages
Cloth DM 98,-. ISBN 3-540-90502-2

Endoskopie und Biopsie in der Gastroenterologie

Technik und Indikation
Herausgegeber: P. Frühmorgen, M. Classen
Mit Beiträgen zahlreicher Fachwissenschaftler
Geleitwort von L. Demling
2., überarbeitete und erweiterte Auflage. 1979.
108 Abbildungen, 23 Tabellen. XIV, 251 Seiten
(Kliniktaschenbücher)
DM 29,50. ISBN 3-540-09078-9

Interdisziplinäre Gastroenterologie

Herausgeber: J. R. Siewert, A. L. Blum

Postoperative Syndrome

Herausgeber: A. L. Blum, J. R. Siewert
Unter Mitarbeit zahlreicher Fachwissenschaftler
1981. 45 Abbildungen, 50 Tabellen. XXII, 385 Seiten
DM 46,-. ISBN 3-540-09137-8

Reflux-Therapie

Gastrooesophageale Refluxkrankheit:
Konservative und operative Therapie
Herausgeber: A. L. Blum, J. R. Siewert
Unter Mitarbeit zahlreicher Fachwissenschaftler
1981. 182 zum Teil farbige Abbildungen.
XXIX, 549 Seiten
DM 68,-. ISBN 3-540-10179-9

Ulcus-Therapie

Ulcus ventriculi und duodeni:
Konservative und operative Therapie
Herausgeber: A. L. Blum, J. R. Siewert
Mit Beiträgen zahlreicher Fachwissenschaftler
1978. 104 Abbildungen, 62 Tabellen. XXV, 409 Seiten
DM 36,-. ISBN 3-540-08742-7

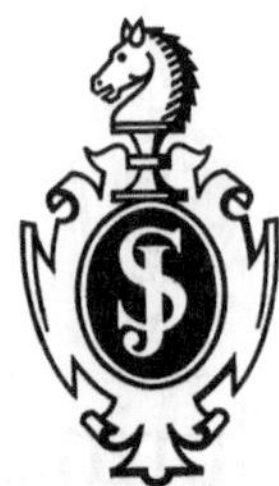

Springer-Verlag
Berlin
Heidelberg
New York